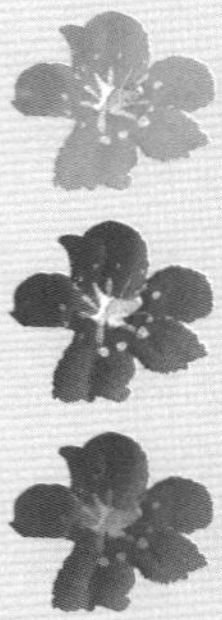

中醫望診

王棟、常虹——著

Wellness 23

中醫望診

《黃帝內經》傳承千年的面診奧義，察言觀色、相面識病，一眼看穿五臟六腑盛衰的科學與智慧

原 書 名 —— 黃帝内经・望诊奇术
作　　者 —— 王栋、常虹

總 編 輯 —— 王秀婷
主　　編 —— 洪淑暖

發 行 人 —— 凃玉雲
出　　版 —— 積木文化
104 台北市民生東路二段 141 號 5 樓
電話：(02)2500-7696　傳真：(02)2500-1953
官方部落格：http://cubepress.com.tw
讀者服務信箱：service_cube@hmg.com.tw

發　　行 —— 英屬蓋曼群島商家庭傳媒股份有限公司城邦分公司
台北市民生東路二段 141 號 2 樓
讀者服務專線：(02)25007718-9
24 小時傳真專線：(02)25001990-1
服務時間：週一至週五 09:30-12:00、13:30-17:00
郵撥：19863813　戶名：書虫股份有限公司
網站　城邦讀書花園｜網址：www.cite.com.tw

香港發行所 —— 城邦（香港）出版集團有限公司
香港九龍九龍城土瓜灣道 86 號順聯工業大廈 6 樓 A 室
電話：+852-25086231　傳真：+852-25789337
電子信箱：hkcite@biznetvigator.com

新馬發行所 —— 城邦（馬新）出版集團 Cite (M) Sdn Bhd
41, Jalan Radin Anum, Bandar Baru Sri Petaling, 57000 Kuala Lumpur, Malaysia.
電話：(603) 90563833　傳真：(603) 90576622
電子信箱：services@cite.my

封 面 完 稿 —— 楊啟巽
製 版 印 刷 —— 韋懋實業有限公司

【印刷版】
2023 年 4 月 25 日　初版一刷
2023 年 11 月 16 日　初版二刷
售　價／ NT$ 450
ISBN　978-986-459-490-0

【電子版】
2023 年 4 月
ISBN　978-986-459-491-7（EPUB）

國家圖書館出版品預行編目 (CIP) 資料

中醫望診：《黃帝內經》傳承千年的面診奧義，察言觀色、相面識病，一眼看穿五臟六腑盛衰的科學與智慧 / 王棟，常虹著．-- 初版．-- 臺北市：積木文化出版：英屬蓋曼群島商家庭傳媒股份有限公司城邦分公司發行，2023.04

面；　公分．--（Wellness；23）

ISBN 978-986-459-490-0（平裝）

1.CST: 中醫診斷學 2.CST: 望診

413.241　　112002982

作者序

學習望診，可以改自己的形，改自己的命運

望診是中醫四診之首，有「望而知之謂之神」之謂，我學醫之初便對其充滿了好奇，尤其當我讀到《針灸甲乙經》中記載醫聖張仲景透過望診準確預測王仲宣二十年後當眉落，又半年當死的案例，這個記載充滿神祕感，讓初入中醫藥之門的我對望診醫術十分嚮往。

後來，我在學校學完《中醫診斷學》後，對望診無比失望。因為學完診斷學，幾乎沒有人可以透過患者的面相或舌象得出任何神奇的判斷。直到二〇〇四年我去菏澤市中醫院實習期間，偶遇到一名志願者，她是一位退休職員，竟然透過手相準確判斷出我同學身上的諸多疾患，甚至他當天的口腔潰瘍都被診斷出來了。

經此事後，我對望診重拾了信心，先後學習了張延生手診、王大有手診、王晨霞手診。讀研究所期間我跟隨導師高樹中先生學習，老師在傳統中醫方面造詣頗高，尤其是對《黃帝內經．靈樞》、《難經》等望診典籍的解讀，深刻影響了我，並為我以後學習望診之路打下了基礎，真正讓我走進望診的大門。透過跟隨高老師學習，我在臨床上見證了中醫望診的神奇。例如，有一名老年婦女的人中溝常

年毛囊發炎，根據《黃帝內經・靈樞》：「面王以下者，膀胱子處也」，我判斷出她有泌尿系統及婦科的炎症；再如，一名老年男性鼻梁長出黑色菜花狀物，透過《黃帝內經・靈樞》：「直下者，肝也」，我判斷他有肝癌。

為了將望診學得更好，我又師從楊春志先生學習了《麻衣神相》、《柳莊相法》、《奇門相法》等。自此，我愈加發現每一現象背後一定有它的物質基礎，中醫的望診也一樣——「象」的背後，有其自然科學的規律。

什麼是「象」呢？它是氣血、陰陽、五臟六腑狀態的顯現。比方說眼睛紅、鼻子大等很直觀能讓人看見的「象」。

曾有一位女性患者因體弱多病來就診，因為被中西醫診治多次效果不顯，經人介紹找到了我。由於反覆醫治無效，她對醫師有一種不信任感，當時我看到她的瞳孔較正常人大，就隨口說出「您是否嚴重失眠」，她當即被中醫的診斷所征服，原來最困擾她的問題就是失眠。

為什麼觀察瞳孔變大能夠診斷出失眠的結果呢？

瞳孔的大小受交感神經與副交感神經調控，當交感神經興奮時瞳孔會變大，而交感神經異常興奮的表現之一就是失眠。在《黃帝內經・靈樞》中稱瞳孔為命門，指陽氣出入之門，當瞳孔變大時陽氣的出大於入，陽不入陰故而失眠。我就是透過這個「象」，判斷出患者有失眠的症狀，從而對症下藥，調理好了她的疾患。

一旦掌握望診的方法，就可以執簡馭繁，準確判斷出所需要的資訊，掌握規律和事物的走向。例如當一個物體被拋出時，它的起點就決定了它的終點（拋物線原理）。我們人也是這樣，你找到他的

「象」，就找到「象」的起點了，那你就知道「象」的終點在哪了。

為什麼知道「象」就能找出產生「象」的原因呢？

因為有其氣必有其形，有其形一定有其氣。例如，看一個心胸開闊的人，他的印堂可能比較寬；心胸特別狹窄的人，他的印堂會非常窄。面相是人長時間心理活動表現在外的徵象。學習望診能讓我們對問題本質認識得更加清晰。

中醫的望診包含面診、手診、舌診等，本書主要講解《黃帝內經》面診的內容。人體面部的絡脈豐富，為臟腑氣血之外榮，經脈之所聚。《黃帝內經・靈樞》曰：「十二經脈，三百六十五絡，其血氣皆上於面而走空竅。」中醫認為，人體的五臟六腑在面部都有一定的反射區，面部就是臟腑的「外衣」。

在古代，中醫透過觀察患者的身體特徵來確定這個人是否患病，患的什麼病，以及患病輕重。一個普通人學會望診，也能透過觀察面部中各反射區的神、色、形態等變化，判斷自己或家人五臟六腑各個部位的健康狀況。

本書的內容，包含看眼識病，看耳識病，看面色識病，以及看牙、看人中、看皺紋、看印堂、看眼袋、看眉形、看頭髮、看咽喉識病等，大家掌握了這些知識，則可以輕鬆預知自己或家人健康與否。

人之所以會得病，是因為身體的氣血、陰陽不平衡。而氣血、陰陽之所以不平衡，是因為內心世界不平衡。

所以，身體上的「象」（症狀）是一個人內心以及生活方式的顯現。我們應該感恩疾病，因為它在用特殊的方式喚醒我們——透過調理來喚醒內心，從而改正自己不良的生活方式、改自己的形、改自己的命運，這才是我們學習望診的用處。

願朋友們學習了本書中面診的知識之後，可以助人助己，引人歸於正途。

二〇二一年十月八日　王棟

目次

第三章
如何看自己是哪形人，容易有什麼病症？

第四章
看眼識病

第七章 什麼樣的面相是健康的？

第八章 看不見這些健康隱患，身體可能會出大問題

面部反射區與人體疾病對照圖

面部是人體各部位和疾病的全息縮影。面部的各個部位所代表或反映的不僅僅是這一局部，而是五臟六腑在面部的反射區。我們很自然地能從人的面部形色，推測出他的精神、健康狀態以及日常作息是否正常。一旦面部出現問題，通過調節人體的五臟六腑，就會使問題得到解決。

頭面區：額正中點。主治：頭面病、腦性疾病。

咽喉區：頭面區與肺區連接的中點。主治：咽喉炎、梅核氣（編注：咽喉中有異常感覺，但不影響進食，現代醫學稱為喉球症候群）等。

肺　區：兩眉頭連接的中點。主治：咳嗽、哮喘等呼吸系統疾病。

心　區：位於鼻梁骨的最低處。主治：心悸、失眠等。

肝　區：心區與脾胃區連接的中點。主治：肝病及兩脅疼痛。

膽囊區：在肝區兩旁。主治：膽囊炎、膽結石等。

脾胃區：位於鼻尖。主治：食欲不振、腹脹、消化不良等。

膀胱區：相當於水溝穴的位置。主治：腰痠背痛。

子宮區：與膀胱區重疊。主治：痛經、陰部痛。

腎　區：鼻翼水平線與太陽穴的垂直線相交處。主治：遺尿、癃閉（編注：小便不通、排尿困難）等。

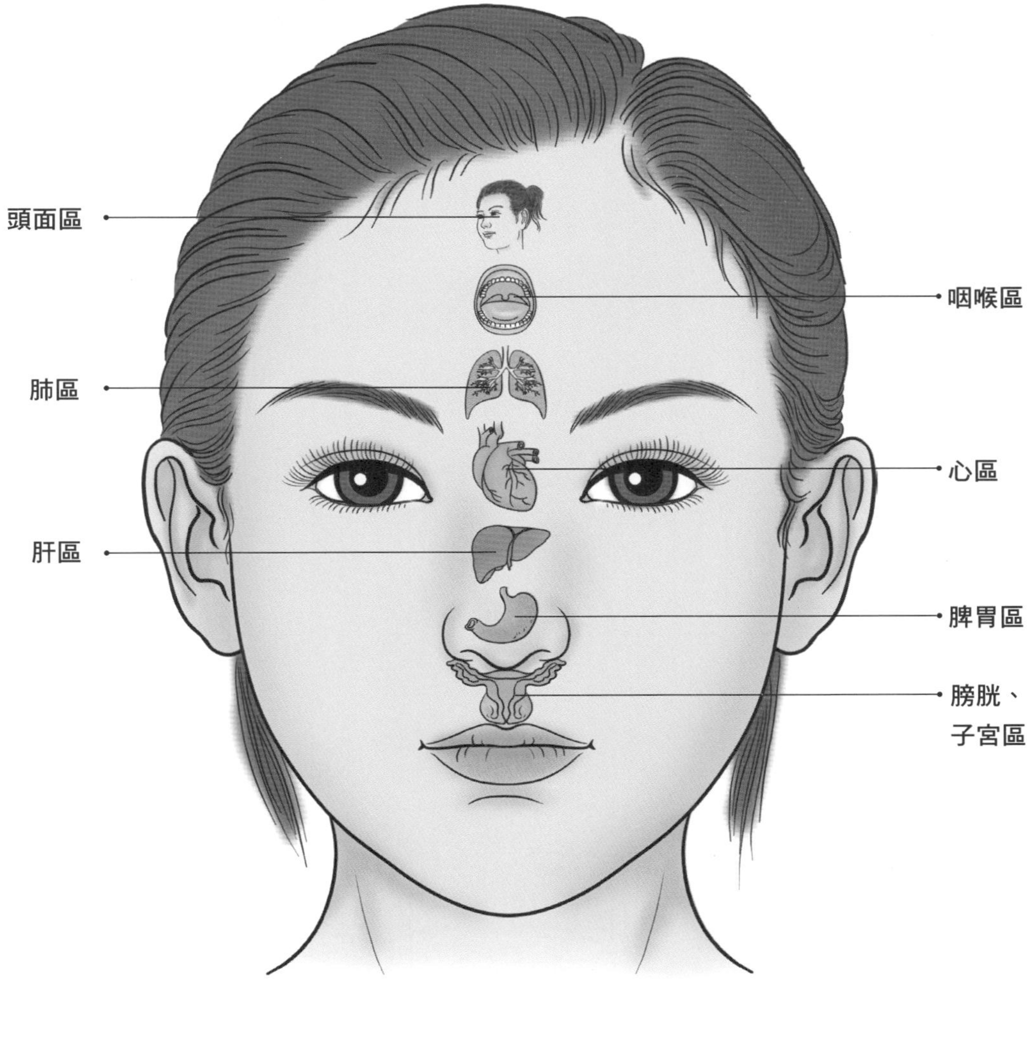
頭面區
咽喉區
肺區
心區
肝區
脾胃區
膀胱、
子宮區

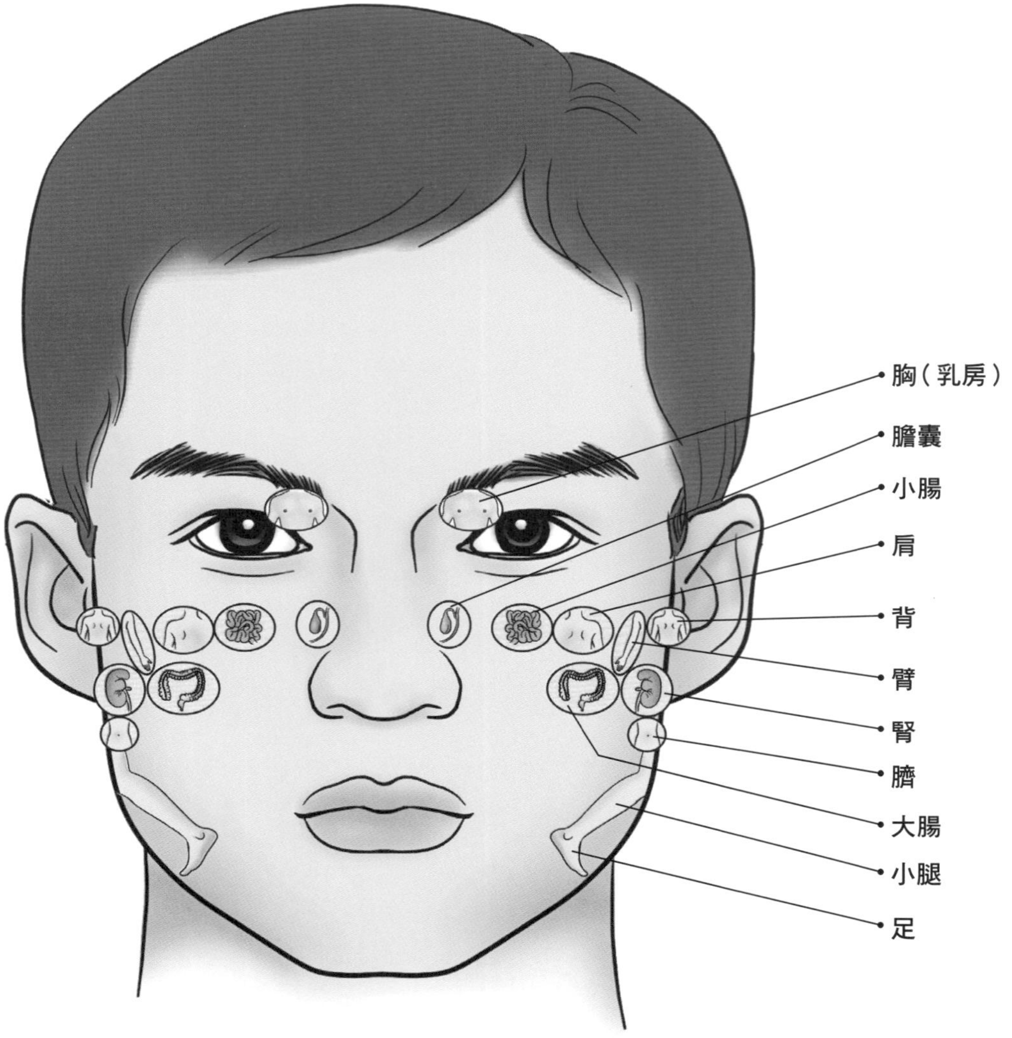
胸（乳房）
膽囊
小腸
肩
背
臂
腎
臍
大腸
小腿
足

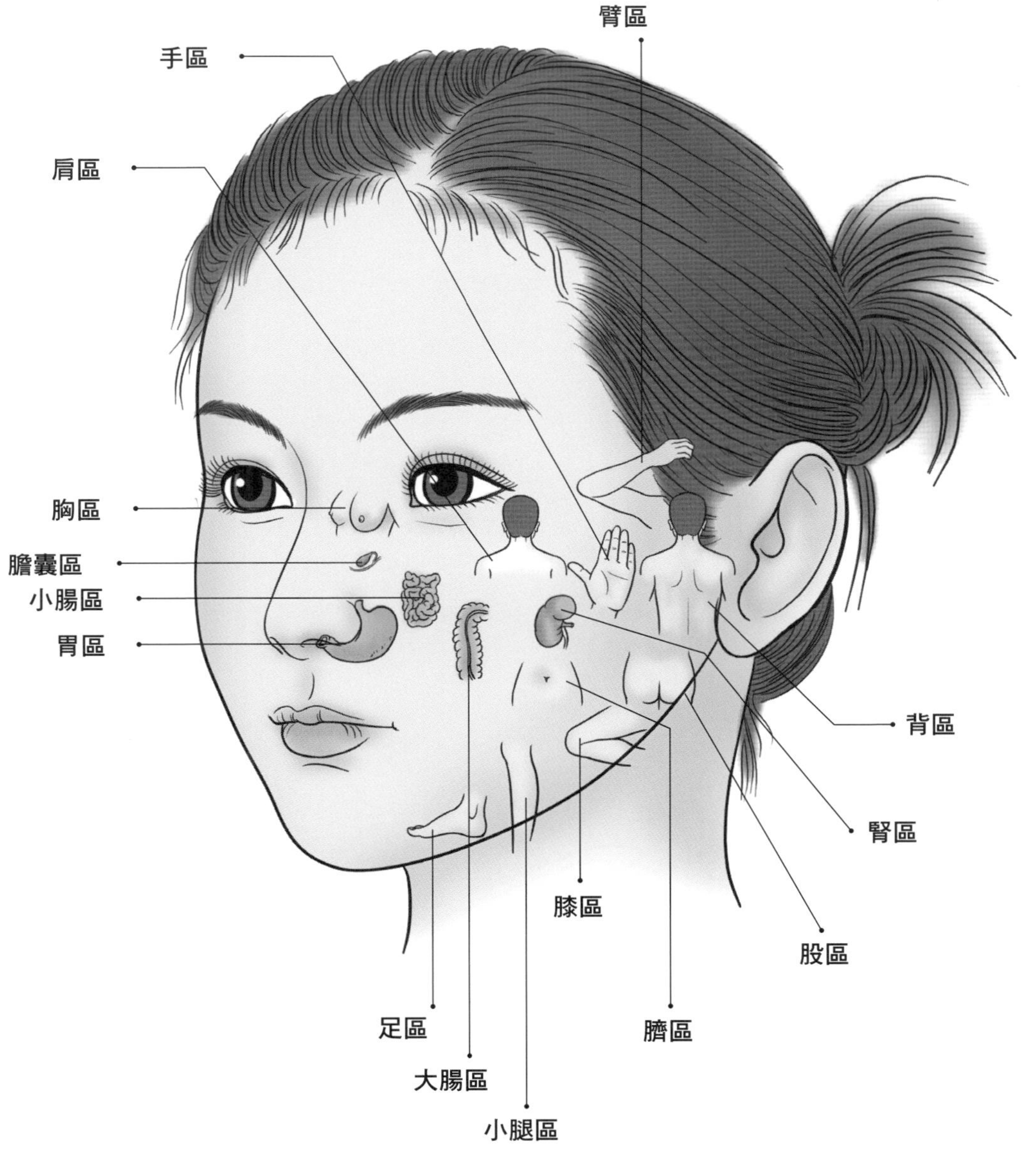
臂區
手區
肩區
胸區
膽囊區
小腸區
胃區
背區
腎區
膝區
股區
足區
臍區
大腸區
小腿區

五形人的特點

知道自己是哪形人，就能更準確推測出五臟六腑的健康情況，以便及時對疾病進行治療。

中醫望診有一個口訣，叫做「木瘦金方水主肥，土形敦厚背如龜，上尖下闊名為火」，非常簡單準確地描述了五行的特點，高度概括了五行望診。

按照五行把人分成五種類型後，就能大致知道每一個人的易感疾病。

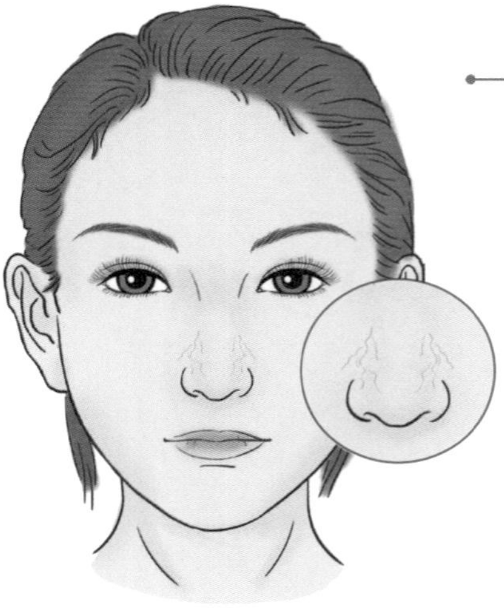

木形人

形態特點：身體修長，臉、舌頭、手、肚臍都長。

面部特徵：面色發青，青筋較多。

性格特點：倔強，情緒化。

易患疾病：乳腺、肝膽、消化系統等與情緒相關的疾病。

調理建議：多吃綠色蔬菜，常按太衝穴。

火形人

形態特點：面部輪廓「上尖下闊」，就像火苗一樣。容易脫髮，髮量偏少，也偏黃。

面部特徵：面色發紅。

性格特點：輕財，少信，多慮，見事明。

易患疾病：心腦血管疾病。

調理建議：練瑜伽、站樁、打坐等靜態功法。常按極泉穴和內關穴。

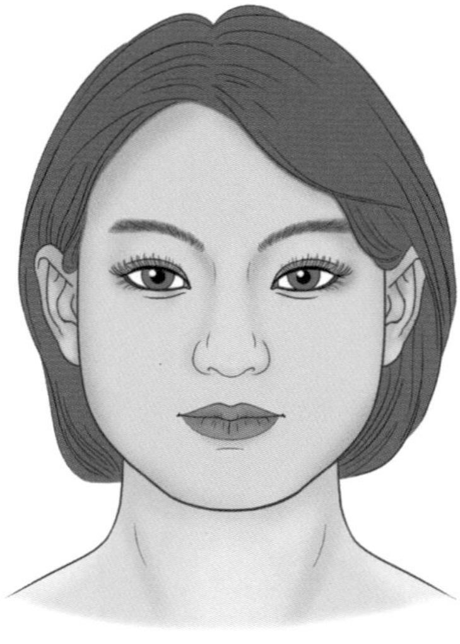

五形人的特點

土形人

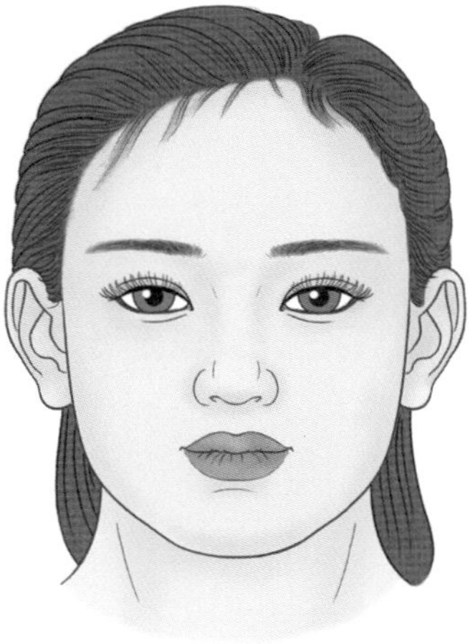

形態特點：後背和前胸很敦厚，肉很多。肚子很大，手和腳也是肉乎乎的。嘴唇也特別厚。整體看起來腦袋大、脖子粗。

面部特徵：面色偏黃。

性格特點：比較穩重，不喜歡巴結人，嘴比較笨，愛思考。

易患疾病：消化系統疾病。

調理建議：多按揉足三里穴。

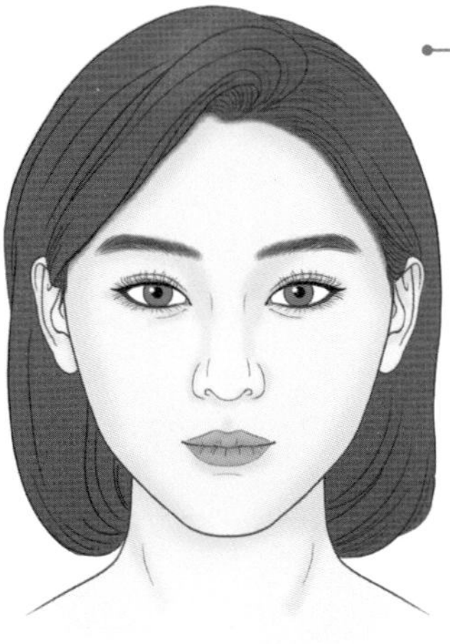

金形人

形態特點：身體的橫徑比正常人要寬一些，方肩，臉四方形，身上有稜角。

面部特徵：面色發白。

性格特點：有一說一，不喜歡小動作，比較強勢，愛找別人毛病，遇事愛往壞處想。

易患疾病：肺系統疾病。

調理建議：多按揉雲門穴和中府穴。

水形人

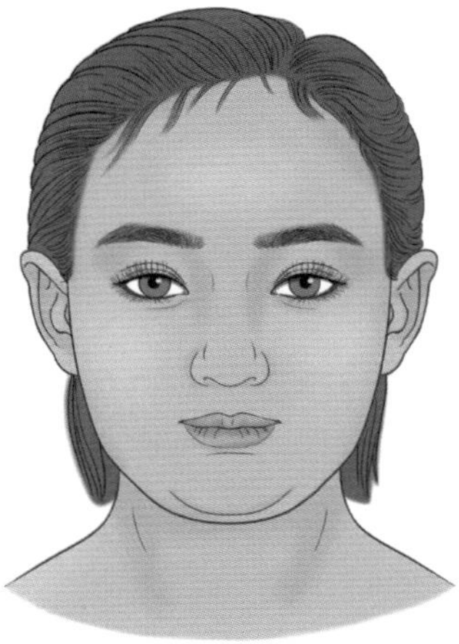

形態特點：肉鬆散，大肚子，雙下巴。

面部特徵：面色發黑。

性格特點：心寬，不精進。

易患疾病：泌尿系統疾病、高血脂、腎虛。

調理建議：多按揉湧泉穴。

看眼識病

中醫認為，眼睛的好壞與五臟六腑的功能有著直接關係。例如，肝功能正常，則視覺功能正常，雙目有神；肝功能失常，肝血不足，則雙目乾澀，視力衰退。

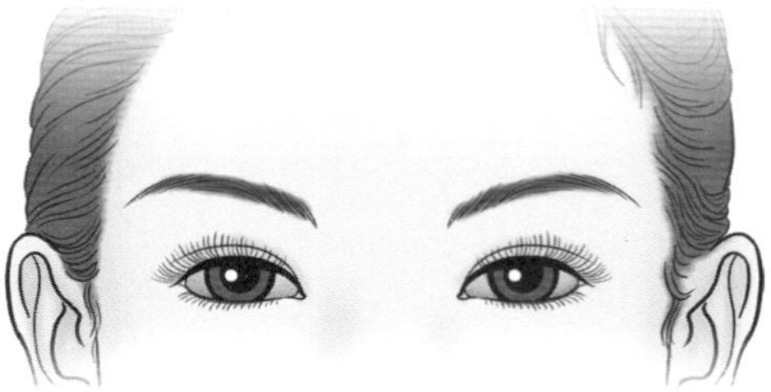

眼睛發紅　**肝膽火旺**

平時易怒、易上火，經常喉嚨痛，從來不敢吃辣椒和容易上火的東西，是肝膽火旺的緣故。

眼睛發黃　**肝膽功能下降**

肝膽功能下降，膽紅素排泄不暢，白睛就會變黃。易患 B 型肝炎、膽囊炎、膽結石、膽囊瘜肉等疾病。性格特點是猶豫不決，容易憂鬱、鬱悶。

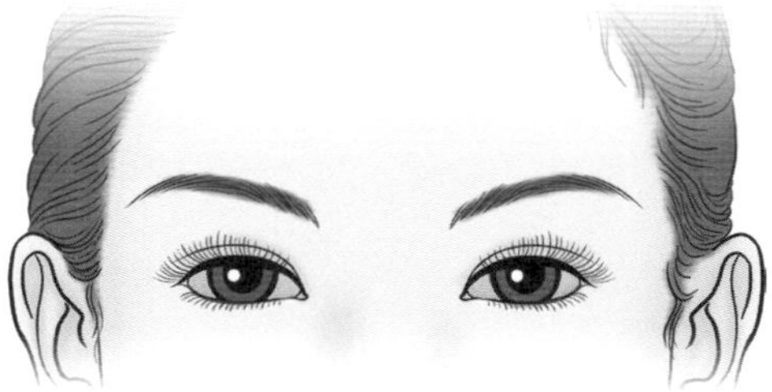

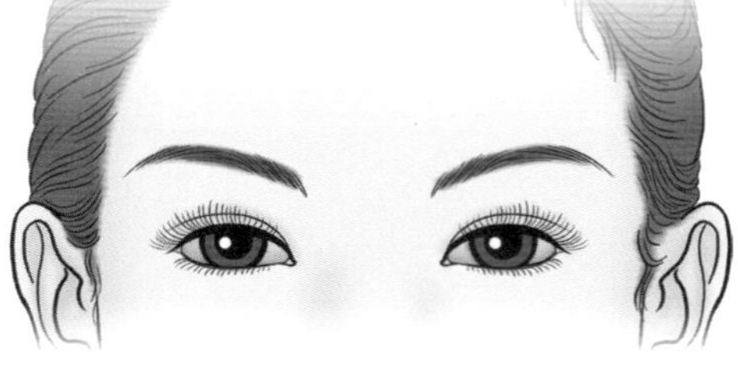

眼睛發青　**肝寒**

幾乎不發火，平時手腳冰涼。「寒主痛」，所以會經常痛經、肚子疼、胃疼，疼痛性疾病居多。

露睛睡　**肝陽暴亢或脾虛**

露睛睡多為肝陽暴亢或脾虛所致。此外，睡覺時眼睛微閉、閉不實的人，不光是孩子，成人出現這種症狀的也很多，多見於危症患者，例如腦昏迷、肝性腦病變、尿毒性腦病變等。

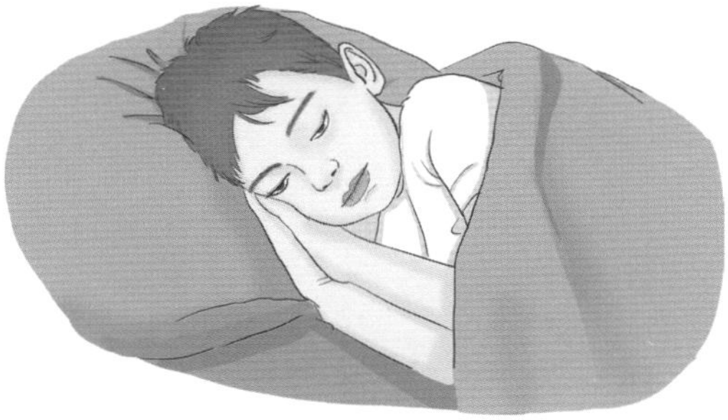

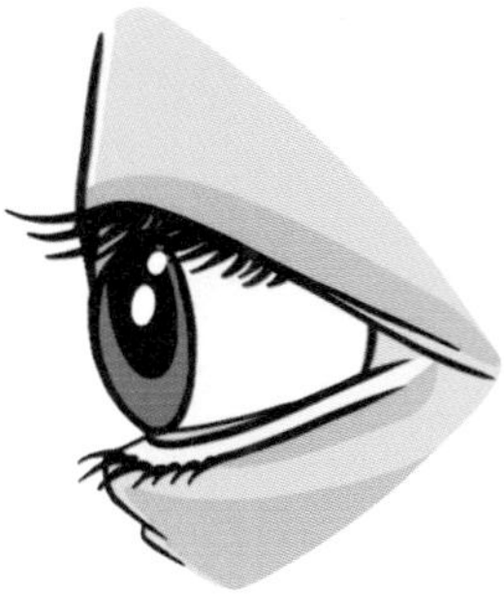

眼球外凸　**甲狀腺機能亢進、哮喘或精神疾患**

很多朋友不知道自己得了甲狀腺機能亢進，發現眼凸出來，一查，原來是甲狀腺的問題；有的人經常喘，因為缺氧憋脹，胸腔的壓力大，眼球凸出了；精神疾病患者的眼神是直勾勾的、不靈活，也會出現眼球外凸。

眼皮耷拉　**脾腎虧虛或重症肌無力**

如果是雙瞼下垂，一般屬於先天脾腎嚴重虧虛；如果是一側眼瞼下垂，常見於重症肌無力。

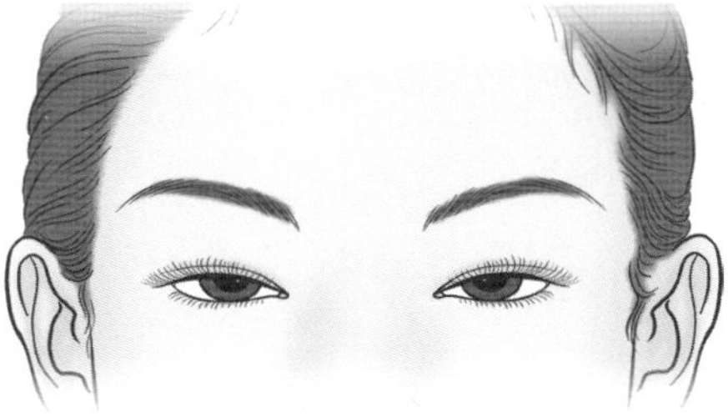

看臉色識病

透過觀察一個人的面部皮膚顏色、光澤變化，可以了解其臟腑的虛實、氣血的盛衰、病性的寒熱、病情的輕重等。

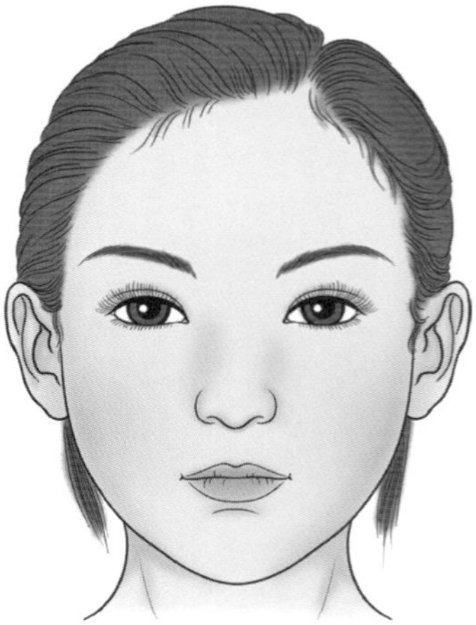

臉色發紅　體內有熱

整個面部發紅說明這個人全身都熱。臉色發紅的實證的人，要注意補充腎陰、腎水，用水來治火。臉色發紅的虛證的人，會出現雙顴潮紅——突然有一陣覺得自己身上烘熱，臉也紅了，多見更年期的女性。

臉色發白　寒證、虛證或失血

一個人臉色特別白，手摸上去比較涼，這是體內寒邪傷人的表現；一個人貧血，血管中紅血球的含量就低，皮膚色澤就會偏白。有一些女性在生理期崩漏或是大失血時，臉色是煞白的，沒有光亮。

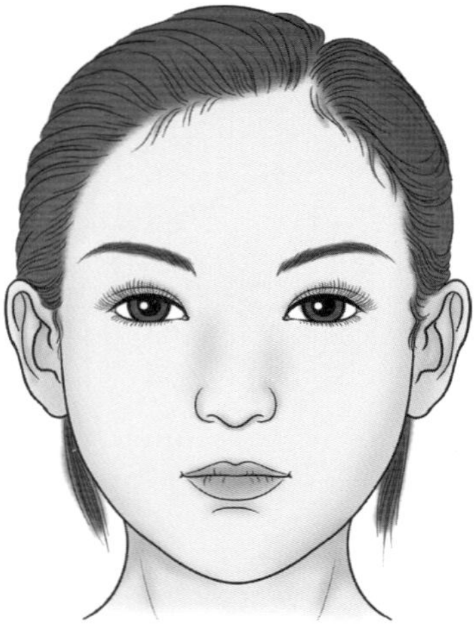

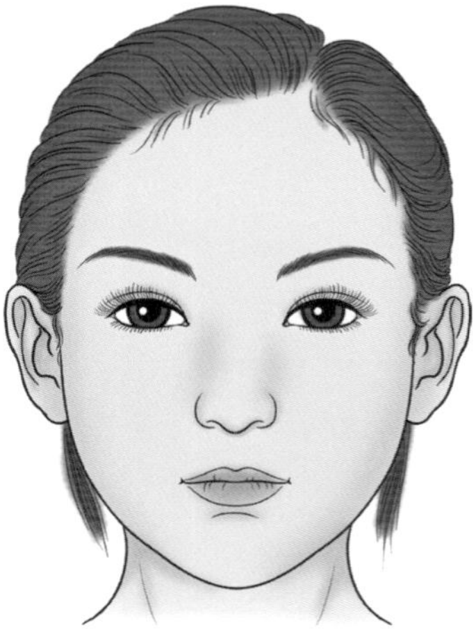

臉色發黃　脾胃虛弱

臉色發黃，說明脾胃氣血不足，多見於月經過多的失血，或是氣血功能不足導致的便溏、腹瀉等問題。

看臉色識病

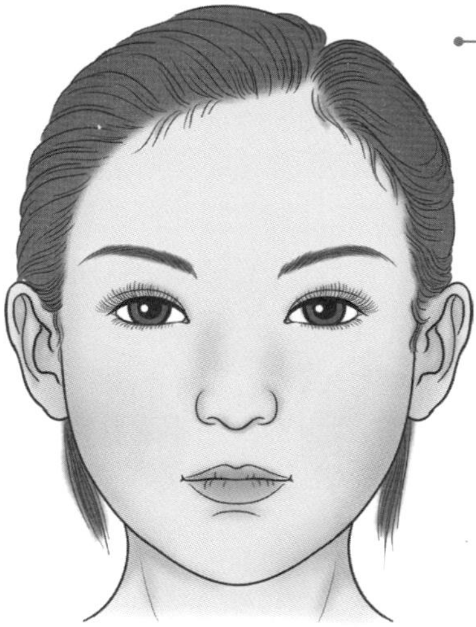

臉色發青　有痛證、寒證

中醫認為，肝主筋，青色主肝、主寒。也就是說，只要一個人臉上出現了青色——眼周發青、鼻梁發青、口周發青，能看到血管暴露，一般他身上都有疼的地方——身上有痛證、寒證，甚至是瘀血。輕的是肝鬱患者，比較善結善怒，會出現心絞痛、偏頭疼、四肢冰涼、痛經、胃疼、頸椎疼、腰疼、膝關節疼等症狀；重的是B型肝炎患者，甚至會得肝硬化、肝癌。

臉色發黑　寒證、痛證或腎虛

得了寒證、痛證（瘀血）等疾病的臉色發黑和腎虛的臉色發黑是不一樣的。腎虛的人往往血液循環不好，血液運行很慢，變成了瘀血，就會呈現暗色，透過皮膚看到的是黝黑，這種人小腿上的皮膚就像魚鱗一樣，中醫叫做肌膚甲錯。有痛證的人血液運行得特別慢，曝露出的青筋看起來是黑筋。最常見的是手上的大魚際或指尖關節能看到一些血管，如果這些血管發黑了，就是體內有瘀血導致的黑，屬於痛證。這種發黑還有一種多見於眼圈，尤其是下眼瞼的黑眼圈。這種眼眶周圍的發黑多見於腎虛水飲和寒濕帶下。如果是女性，她的白帶特別多，這是婦科病的反映。

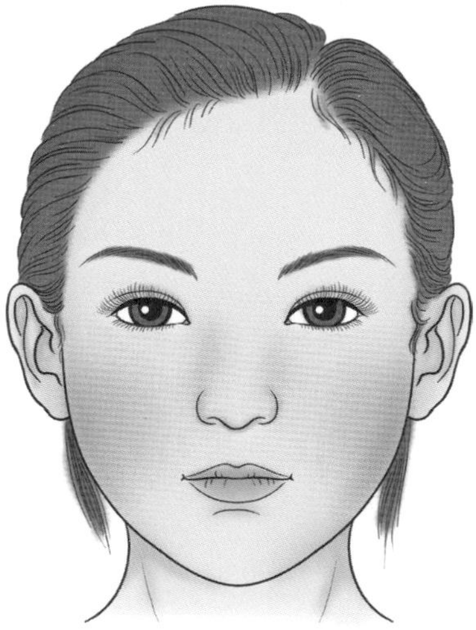

看鼻識病

鼻子有通氣的功能，是呼吸通道。肺主呼吸，鼻為肺之竅。鼻主嗅覺，鼻的通氣和嗅覺功能正常與否，均與肺臟功能密切相關。肺氣足，則呼吸通暢，嗅覺靈敏。

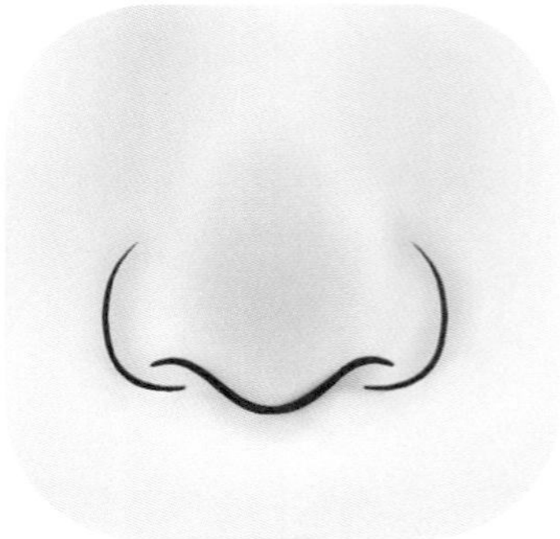

鼻頭發青　**陽氣不足**

「鼻頭色青，腹中痛」，鼻梁發青或鼻頭發青，會經常肚子疼。「青」主瘀血、主寒，鼻頭色青的人，基本體質陽虛。陽虛體質的女性，最好不要穿露臍裝，盡量少吃生冷的食物。

鼻頭發黃　**脾虛或血虛**

因為這些虛證或者寒證導致氣血無法濡養鼻子，故而出現鼻頭發黃。

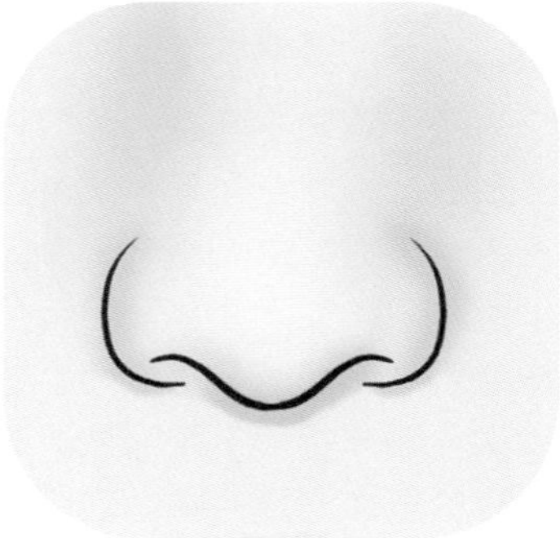

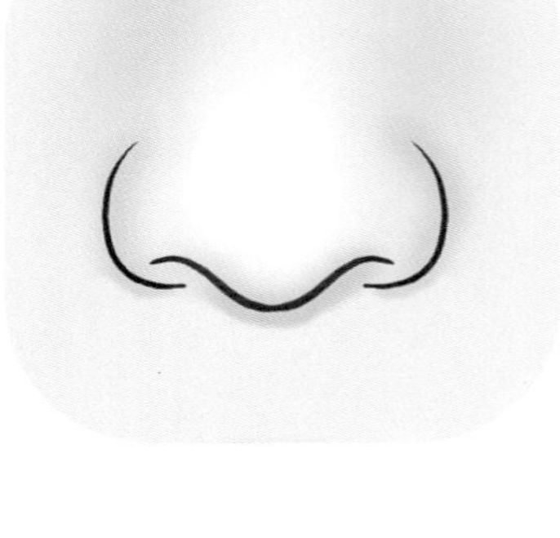

鼻頭發白　**氣血不足**

鼻色發白，多是氣血虛；若鼻頭白，多是女性月經不調或男性剛進行完房事。

看鼻識病

鼻頭發黑 **代謝異常**

鼻頭有微黑色，說明體內有水飲，或者是腎虛。中醫認為，色黑屬腎，腎主水液代謝，所以黑色反應了水液代謝的異常。

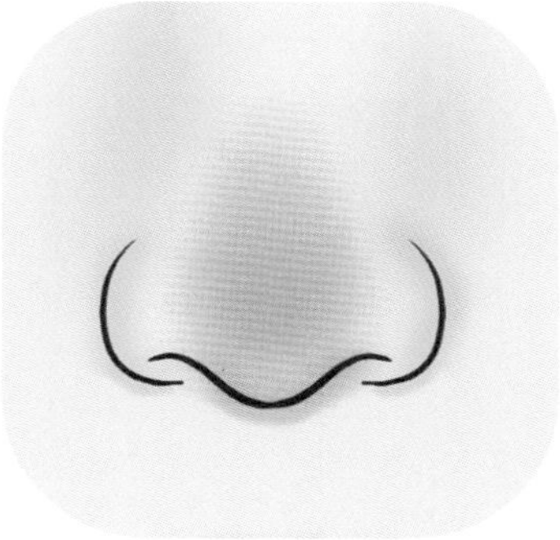

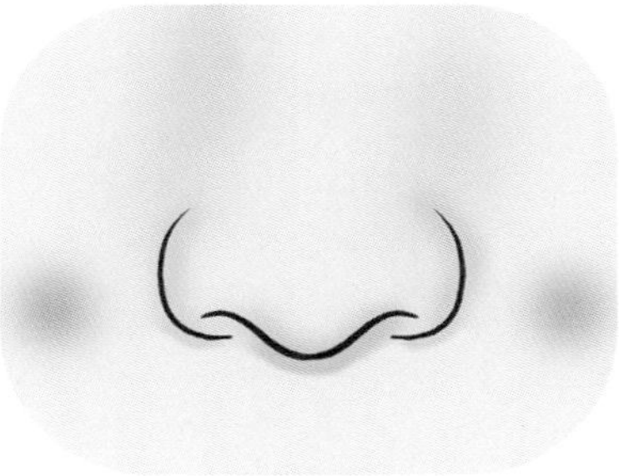

鼻翼迎香穴發紅 **腸胃失調**

迎香穴是大腸經和胃經的交會穴，它反應了大腸和胃的情況。如果一個人鼻翼旁的迎香穴發紅，那麼這個人不是便祕，就是有痔瘡。

鼻子毛孔粗大 **體內濕氣重**

如果一個人的胃腸中有濕氣，濕所生的蟎蟲就會在相應的反應點——鼻頭出現。鼻翼、鼻頭是大腸和胃的反應點，所以很多人的鼻翼、鼻頭上會有蟎蟲。

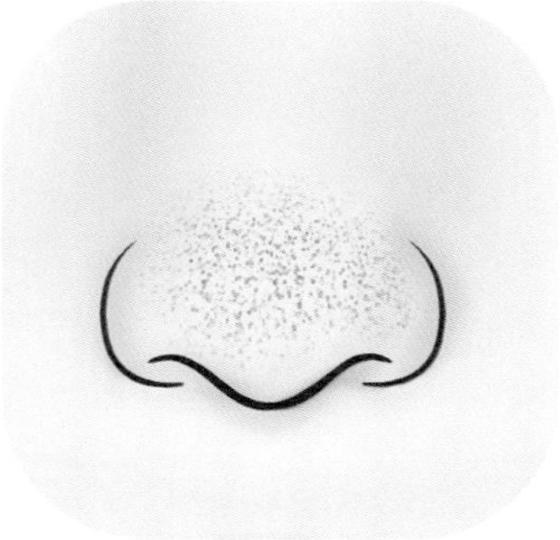

鼻部反射區對照圖

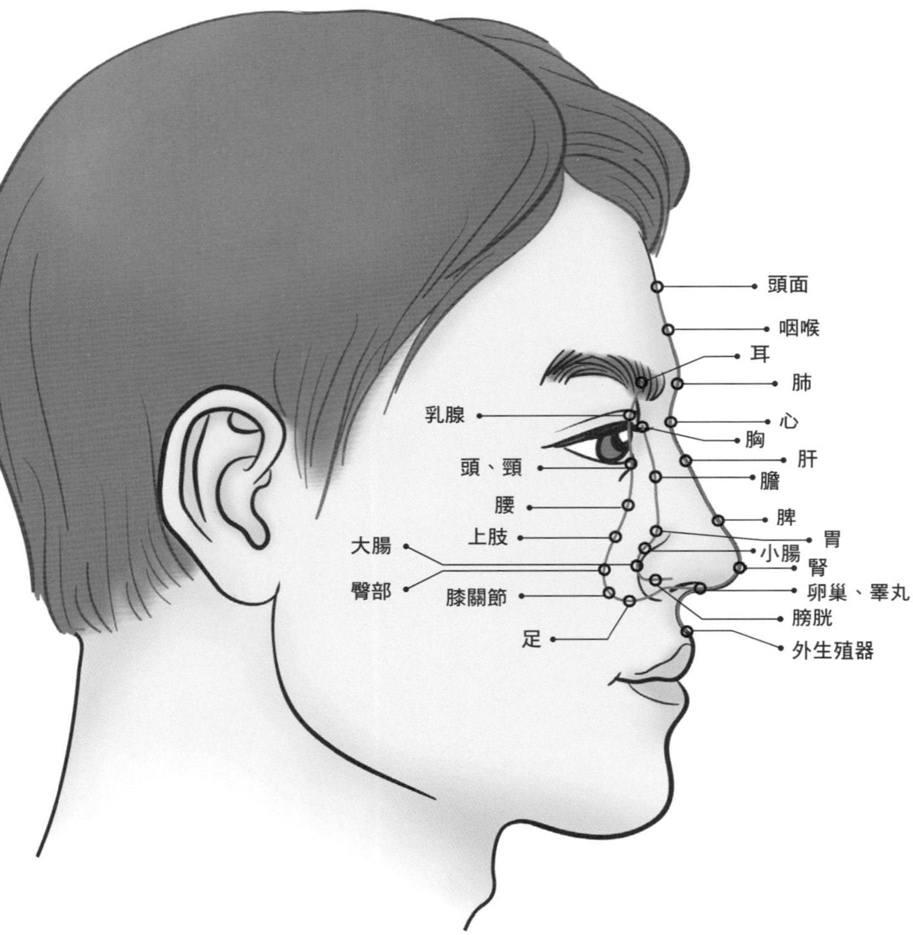

鼻是臟腑組織的縮影，各臟腑組織在鼻部都有對應部位。這些部位能系統地反映出臟腑組織的生理、病理狀況。

耳部反射區對照圖

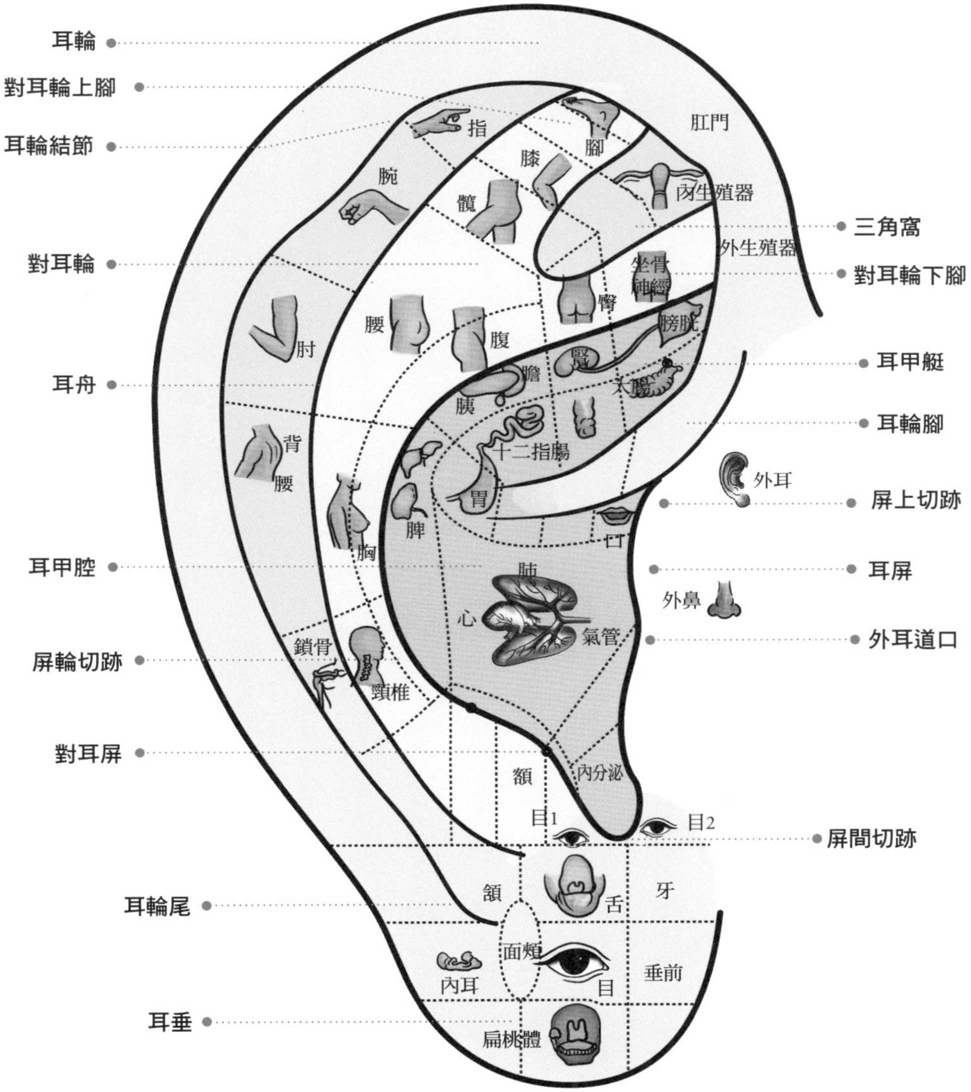

全息耳療是依據中醫經絡理論，由針灸發展變化而來。透過耳穴磁灸經絡傳導，可以從根本上調理患者的臟腑氣血運行，疏通血脈，達到尋根求源，治病治本的目的。

眼部反射區對照圖

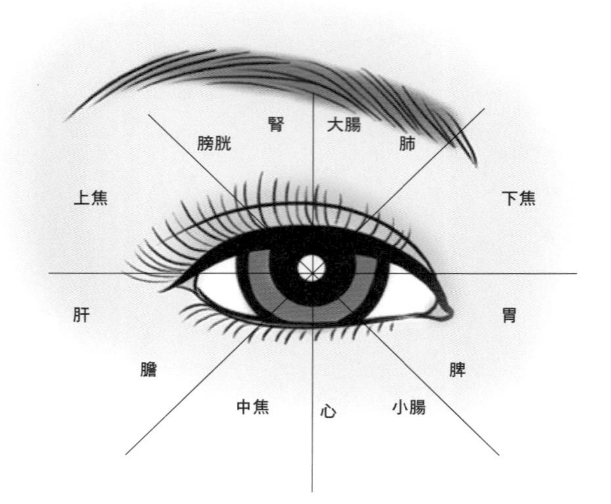

右眼

中醫認為眼睛的好壞與五臟六腑的功能有著直接關係。如果肝功能正常，則視覺功能正常，雙目就有神；如果肝功能失常，肝血不足，則雙目乾澀，視力衰退。

口部反射區對照圖

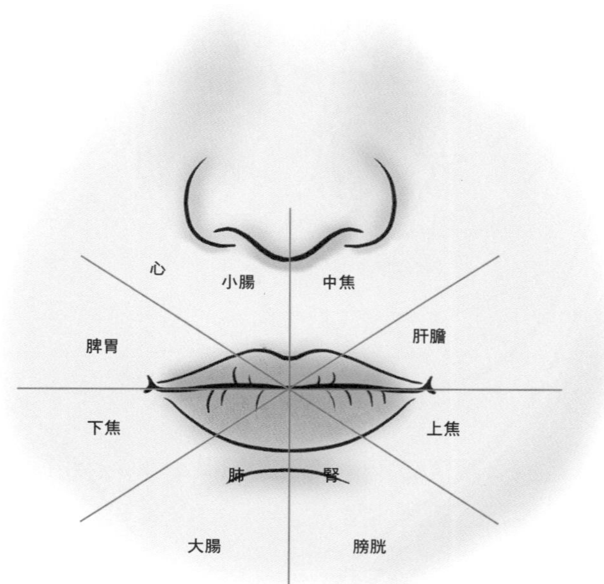

「口唇者，脾之官」，說的是嘴唇反映了脾胃的功能。根據嘴唇的顏色，可以判斷脾胃的問題。例如，嘴唇發黃，則脾虛，而脾虛的人，嘴唇也容易爆皮。

舌部反射區對照圖

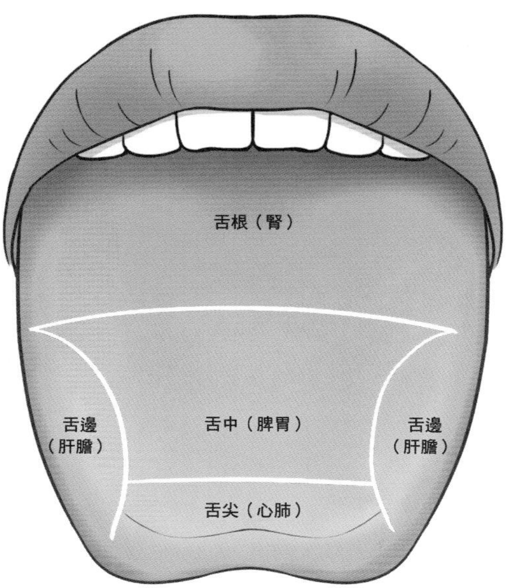

舌診是中醫診斷疾病的重要方法。舌透過經絡與臟腑相連，因此透過舌診可以了解臟腑的虛實，以及病邪的性質、輕重與變化。

牙齒反射區對照圖

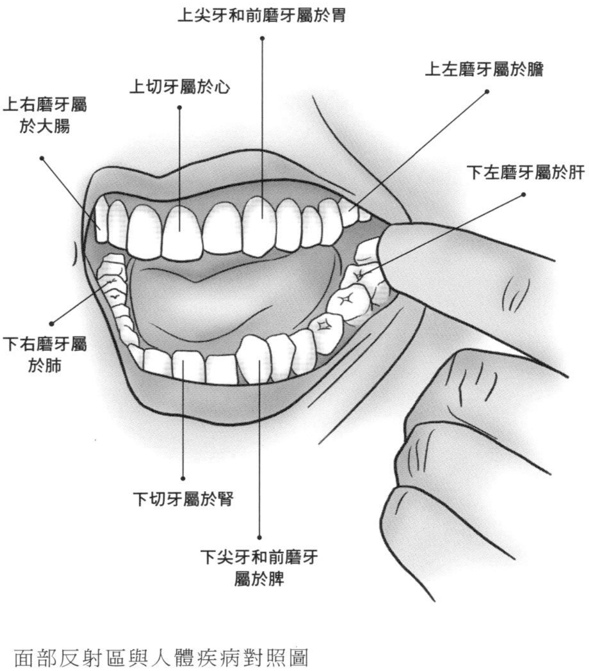

中醫認為，「齒為骨之餘」，「齦為胃之絡」。牙齒透過諸多經脈的運行，與內臟緊密相連。齒診對臨床診斷有重要的指導意義。

第一章

中醫的診斷術：望、聞、問、切神奇在哪？

中醫的四大診斷方法——望、聞、問、切，對判斷身體的健康有著神奇的作用。透過看特徵、聞味道、聽聲音、問病症、切脈就能將一個人的身體狀況查清楚。

01
望而知之謂之神：看一眼臉和耳朵就知道腎虛

至今，中醫診斷技術已有二千多年的歷史，共分為四診，分別是望、聞、問、切，望診排在首位。古人常說「望而知之謂之神」，很多高明的醫師，見患者的第一眼，診斷就已經完成了，此人得什麼病他已了然於胸。而且，不光可以診斷出患者得了什麼病，還可以說出患者的生活背景、家庭情況、孩子的情況，甚至工作環境、居住環境大概是什麼樣子等。

例如，中醫怎麼看一個人是否腎虛呢？

耳朵又小又薄的人腎虛

中醫說「腎開竅於耳」，一個人耳朵長成什麼樣子，可以反映他腎功能的強弱、遺傳基因的好壞等情況。

俗話說「耳朵大有福」。現代醫學研究也發現，八〇%以上的長壽老人都有一對大耳朵。

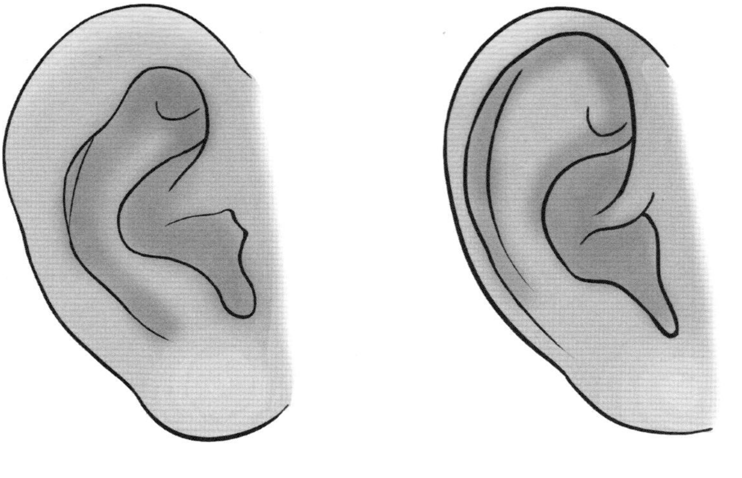

中醫認為，耳朵大的人，腎氣旺盛，壽命更長。民間也常說「耳朵大有福」。腎氣足的父母，生出的孩子也比較健康。

如果一個人的耳朵長得很大、有肉、比較豐滿，就表示他的遺傳基因好，也說明他父母的腎很好；反之，耳朵長得很小、非常薄，則表示他的遺傳基因不太好，也說明他父母的體質比較虛弱，可能不容易長壽。

長得尖嘴猴腮，往往腎虛、脾虛、肺功能差

我們都聽過一個成語叫「尖嘴猴腮」，面部無肉的尖嘴猴腮臉型，這類人通常腎虛；而一個腎好的人，他的全身肌肉包括面部都是飽滿的，看起來很有張力。

另外，下巴窄的人也可能腎虛，因為在中醫看來，下巴在五行中屬水，是腎的反射區。所以，腎功能好的人，下巴會比較飽滿；而腎功能較差的人，下巴會越來越窄。

顴骨在五行裡屬金，是肺的反射區。如果一

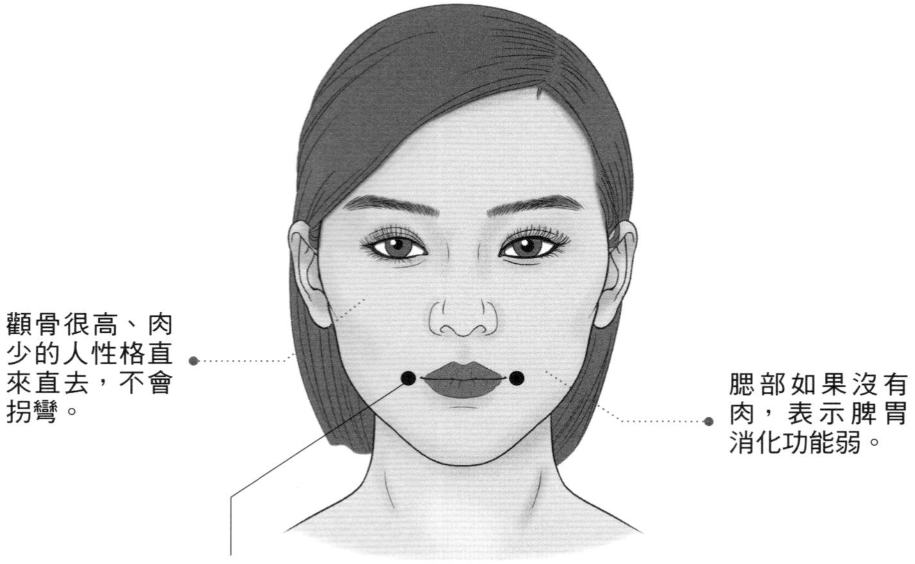
顴骨很高、肉少的人性格直來直去，不會拐彎。
腮部如果沒有肉，表示脾胃消化功能弱。

地倉穴

經屬：足陽明胃經。

位置：口角外側，口角旁開 0.4 寸，上直對瞳孔。

應用：一個人的脾胃好不好，脾胃裡的氣血足不足，看地倉穴就可以看出來。

個人的顴骨很高、肉少（這種人脾腎兩虛，先後天均不足，體質偏差），這樣的人性格直來直去，不會拐彎，做人做事也比較清廉，眼裡容不得半粒沙子；反之，一個人顴骨的肉比較厚，表明腎與脾的功能比較好，皮下脂肪豐厚（顴骨是肺的反射區，肌肉是脾腎的反射區）。

腮在五行中屬土，是脾胃的反射區。中醫認為，脾主肌肉，當一個人脾胃功能非常好，合成代謝非常旺盛時，他的脂肪就會在皮下堆積，腮部就會比較豐滿；反之，腮部如果沒有肉，表示脾胃消化功能太弱了，表現在腮部就是腮凹無肉

（猴腮）狀。

我們面部有一個地倉穴，其中「地」指脾胃，「倉」指倉庫，即藏穀處。一個人的脾胃好不好，脾胃裡的氣血足不足，看地倉穴就可以看出來：地倉飽滿則脾胃好，反之則脾胃有問題。

平時按壓、艾灸或針刺地倉穴，都可以起到調理脾胃的作用。

總的來說，肺、脾功能有問題，都會導致腎功能減弱（脾是五臟之母，脾虛不能滋養五臟，當然包括腎。金生水，肺虛同樣不能生腎水）。所以，有尖嘴猴腮臉型的朋友一定要多注意調理自己的肺、脾、腎。

延伸閱讀

腎虛以後，要怎麼補腎呢？

最簡單的操作方法，就是每天搓耳朵。耳朵上有條迷走神經，其中一個分支負責腎上腺和腎臟的供血。所以，只要每天搓耳朵，把耳朵搓紅、搓熱，就可以強腎。

02

聞而知之謂之聖：聽聲音、聞氣味，就能判斷病症

說話直來直去，聲音比較刺耳，肺可能不太好

中醫四診的第二診是聞診——「聞而知之謂之聖」。聞診，第一是聽聲音，第二是用鼻子聞。

會聞診的人，聽一個人的聲音，就能夠判斷出他的身體哪裡失調了。例如，一個人說話有氣無力，可能是氣虛；一個人說話聲音非常高亢，代表他的陽氣可能比較亢奮。

一個人身上有爛蘋果味，表示可能有糖尿病

除了「聽」以外，聞診還指用鼻子聞。

每個人身上的味道是不一樣的。例如，一個糖尿病患者，如果血糖沒控制好，身上會散發一種爛蘋果的味道；一位有子宮頸糜爛或子宮頸癌的女性，身上會有一股特殊的惡臭。

有的男性也沒有什麼疾病，但身上會散發一種特殊的汗臭或腳臭味，表示他是一個雄性激素非常高的人。他身上有這種味道，不是不衛生，他再怎麼洗，這種味道還是有。正因為如此，男性也經常被稱為「臭男人」。

一個年輕小夥子，二十來歲，有這種味道正常，因為這個年齡正好雄性激素非常高。但如果一個女性從面前走過，你也聞到一股腳臭味，那她可能得了多囊卵巢綜合症。同樣，如果你在一個男性身上聞不到一點汗臭味，反而聞到了女性淡淡的味道，感覺他有一股女性的陰柔之美，就表示他的性功能可能有問題，而且這種人很容易患男科疾病。

表1　五形人的說話特點

木形人	通常說話聲音低，但高亢。
金形人	通常性格比較嚴肅，說話直來直去、橫衝直撞，聲音比較尖、刺耳。
火形人	通常說話比較快，且容易出錯。
土形人	通常說話聲音非常厚重。
水形人	通常說話會有喉嚨裡有痰的感覺——吐字不清楚，多是痰濕體質。

03

問而知之謂之工：真正的大醫，只需聽你說兩句話就能開方

中醫四診的第三診是問診——「問而知之謂之工」。

在醫院裡，我們經常見到醫師和患者談話，其實這就叫問診。很多人去看中醫，如果不給他摸脈，他會覺得這個中醫的水準很低，怎麼問兩句就開藥了……

其實，善於問診的醫師非常了不起。

現在醫療診斷技術很發達，很多患者來找中醫前已經在醫院有明確的診斷，在此前提下治療方案會相對穩定，所以高明的醫師問幾句就能夠開具處方了。

「問而知之謂之工」中的工，是工匠的意思。問診是一種醫術、技術，所以被稱為工。古人認為，如果一個中醫能從工匠上升到高層次，他就是醫聖，再往上就是醫神。

04

切而知之謂之巧：一摸脈，就知道患腫瘤的人癒後如何

中醫四診的最後一個是脈診，也叫切診——「切而知之謂之巧」。

其實，脈診是普通人對中醫的第一印象，在臨床上經常遇見患者考我們：「王醫師，你給我摸摸脈，看看我有什麼問題？」

一個醫師如果脈診得準確，也是非常了不起的。

例如，不管腫瘤患者有沒有做手術，中醫對於他的癒後效果有自己的判斷方法。

舉個案例：

三年前，有一次我回山東老家，家裡有個親戚得了乳腺癌，手術時發現，她的骨盆腔裡全是腫瘤，且廣泛轉移到兩個股骨和腰椎。當時原發部位的手術很成功，之後放化療也都做了，其中化療劑量達到了最頂點，但腫瘤還是沒控制住。最後醫師告訴她只能回家，然後想吃什麼就吃什麼……

這是當地最好的醫院給的診斷，她一看醫師都這麼說了，覺得應該是沒指望了，今年都不知道能

不能挺過去。

我見到這個親戚的時候，她正躺在床上，然後我搭了一下她的脈，說：「你這個病有得治……」

如今三年過去了，她還活得好好的，大家都認為是奇蹟。

為什麼我知道她的病有得治？

當時我搭了她的脈，感覺她的脈象渾厚有力，而且心跳很慢。透過這兩點，我判斷她的癒後一定好。更重要的是她的脈跳得慢，證明腫瘤發展得慢，這為我爭取了治療的時間。

心跳大家都可以數得到，一般心跳快的腫瘤患者，多癒後不良；心跳慢的腫瘤患者，為醫師的治療留下了巨大空間，甚至可能被治癒。

第二章

望診是一門科學

望診其實是望這個人的「象」，中醫有取類比象的說法，例如耳朵長得特別像腎。有其形必有其氣，耳朵的氣場跟腎臟的氣場是共振的，耳朵豐滿就是腎氣足的表現。

01 神醫張仲景如何看人生死？

在中醫史上，「望、聞、問、切」四診，尤其望診，是非常神奇和實用的，一直被後人傳承、運用和發揚光大，造福著一代又一代人。

記得當年在大學時，老師講過一個望診的故事：

東漢時期建安七子中有個叫王粲的，字仲宣，他非常有才，寫過一首《七哀詩》：「出門無所見，白骨蔽平原。路有饑婦人，抱子棄草間。」

寫這首詩時王仲宣才二十多歲，已經是當時聞名全國的才子了。一次，張仲景見到他，對他說：「君有疾。」

誰都不喜歡被別人說有病，但是張仲景見到王仲宣就說「你有病」，非常直截了當，接著又說：「四十歲的時候你的眉毛會脫落，如果不治的話，一百八十七天之後就會死。」

當時張仲景給王仲宣開了一張方子，叫作五石散，讓他拿回去吃五天，二十年之後就不會死。

過了三天，張仲景又見到了王仲宣，問他：「你為何不愛惜生命，我開的藥，你怎麼沒吃？」

王仲宣說：「我吃了。」

張仲景說：「你肯定沒吃，因為你的氣色沒有任何好轉。」

時間驗證了張仲景的判斷，二十年後王才子的眉毛脫落，半年之後就死了。

王仲宣得的是什麼病呢？相當於現代醫學的空蝶鞍症、席漢綜合症、甲狀腺機能低下等疾病。這個病雖然屬於近代的病，但是古代也有，只不過張仲景那時沒給它命名。而且張仲景不只知道這個病，還知道如何望診、如何治療。

張仲景是如何看出來王仲宣得了這個病的呢？

如果一個人的激素較低，從很多地方都能看出來。例如，眉毛稀疏、皮膚煞白、手腳冰涼等。這樣的人體質差，更容易得病。

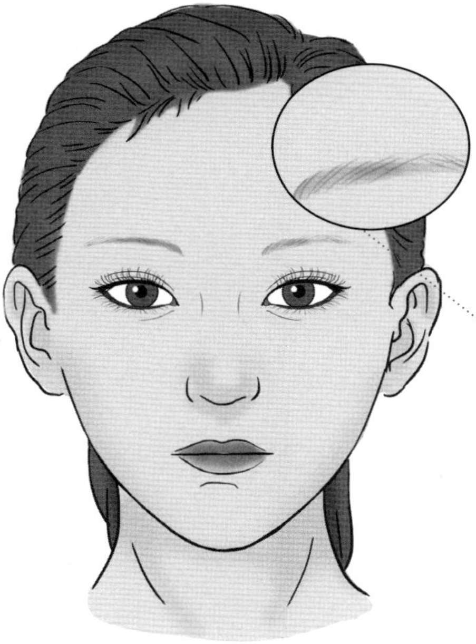

眉毛稀疏、皮膚煞白的人，體質比一般人差，性格偏文靜，做事喜歡憑直覺。

02

很多人得病後，身體沒什麼感覺，但氣色卻會暴露

很多疾病會先見於色，而不知於身——你沒有症狀，但是氣色已經先改變了。在我上大學時，有一次放假回家，我媽問我：「孩子，你哪裡不舒服？」

我說：「我沒不舒服。」

她說：「你身上有問題。」

結果過了三天，我就發高燒，身上開始出水痘。

這就是《黃帝內經．靈樞》上說的：「正邪之中人也微，先見於色，不知於身。」意思是，很多人得了病以後，身上沒什麼感覺，但氣色上會有反映。

還有一次，是在我有了孩子後，我媽說：「你給孩子開點藥，孩子不對了。」

我說：「哪有這回事，我當醫師的還不知道嗎？」結果過了一天，孩子就發燒了。

我很納悶，我媽沒學過中醫，可是幾年前她就能看出我的病，現在還能診斷她孫子的病。我就問她：「媽，您怎麼看出來的？」

「那還不簡單嗎？古代的人流傳下來的經驗……」

其實，在疾病剛剛侵入人體的時候，中醫透過望診就可以看出端倪。

03

望診其實是望「象」

中醫有一種方法叫取類比象。我們看一個人，他有鬍鬚、喉結，眉毛非常濃密，再看他的穿著，就知道這是個男人，有男人之象；看到一個年輕姑娘特別漂亮，會心生歡喜；看到一個小孩子會覺得非常可愛，因為你看到了小孩子的生機之象。

另外，我們過去的四合院建築當中，會有東房、西房、主臥，主臥一般都在北面。而且四合院是中空的，中間是聚集口，要越空越好。

人也是這樣，例如脾胃喜歡空，不喜歡積。很多小朋友如果食積了之後，好幾天緩不過來。所以我們常說，「若要小兒安，三分饑與寒」，就是讓孩子的脾胃空一點好。

中醫認為，人和天是合一的，人活著也要對應天象。

中醫常說腎開竅於耳，不知道大家有沒有發現，我們的耳朵長得特別像腎。有其形必有其氣，耳朵的氣場跟腎臟的氣場是共振的。

反過來，有其氣必有其形。如果一個人腎好，耳朵長得又豐滿，這就是腎氣足的外在表現。例如今天你非常開心，休息得非常好，別人看你的氣色和精氣神（外在表現）就會覺得非常積極陽光。如果你昨天熬夜打遊戲，沒睡好，別人看你的氣色就會覺得萎靡不振。

每個人都在捕捉「象」，只是中醫找到了其中的規律，並且用在醫學上，這就是中醫的望診。

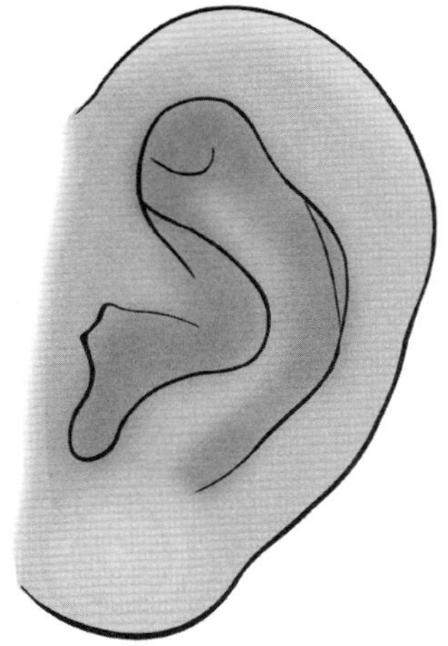

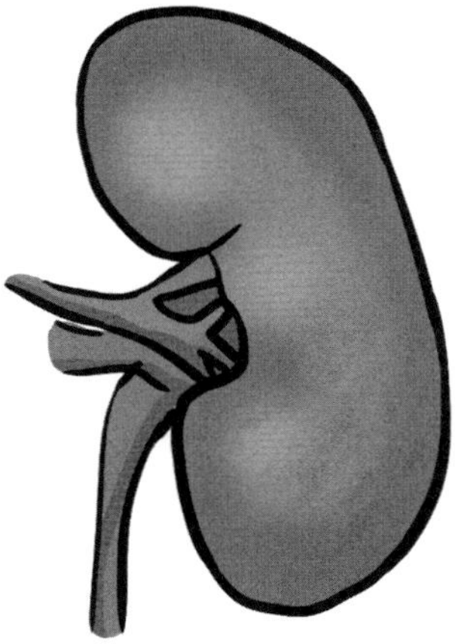

「腎氣通於耳，腎和，則耳能聞五音矣。」
腎和耳朵是相通的，腎中精氣透支過度，
耳朵就會鳴響報警。

04

如何用「取象」原理來診病？

中醫是如何用「取象」的原理來診斷疾病的呢？

中國人很聰明，會求同存異，構建一些模型。例如，中醫構建了陰陽模型，把萬世萬物分成了陰和陽，把疾病也分成了陰和陽。

當年有西方記者問周恩來總理：「你們中國有多少廁所？」周總理說：「中國有兩個廁所，一個男廁所，一個女廁所。」

把萬事萬物分門別類，一下就抓住了事物的共性和個性。望診也是這樣，一個人如果看起來面色是紅潤的，他就屬陽；如果看起來面色是黃的、黑的，沒有光彩，他就屬陰。

再細分一下，古代中醫在臨床上用得比較多的是五行（木、火、土、金、水）分類法。木，指人體的氣，屬於生發的就叫作木；生發到極處，就叫火；開始收斂了，就叫金；收斂到最底，就叫作水；在中間運化的能量，就叫土。

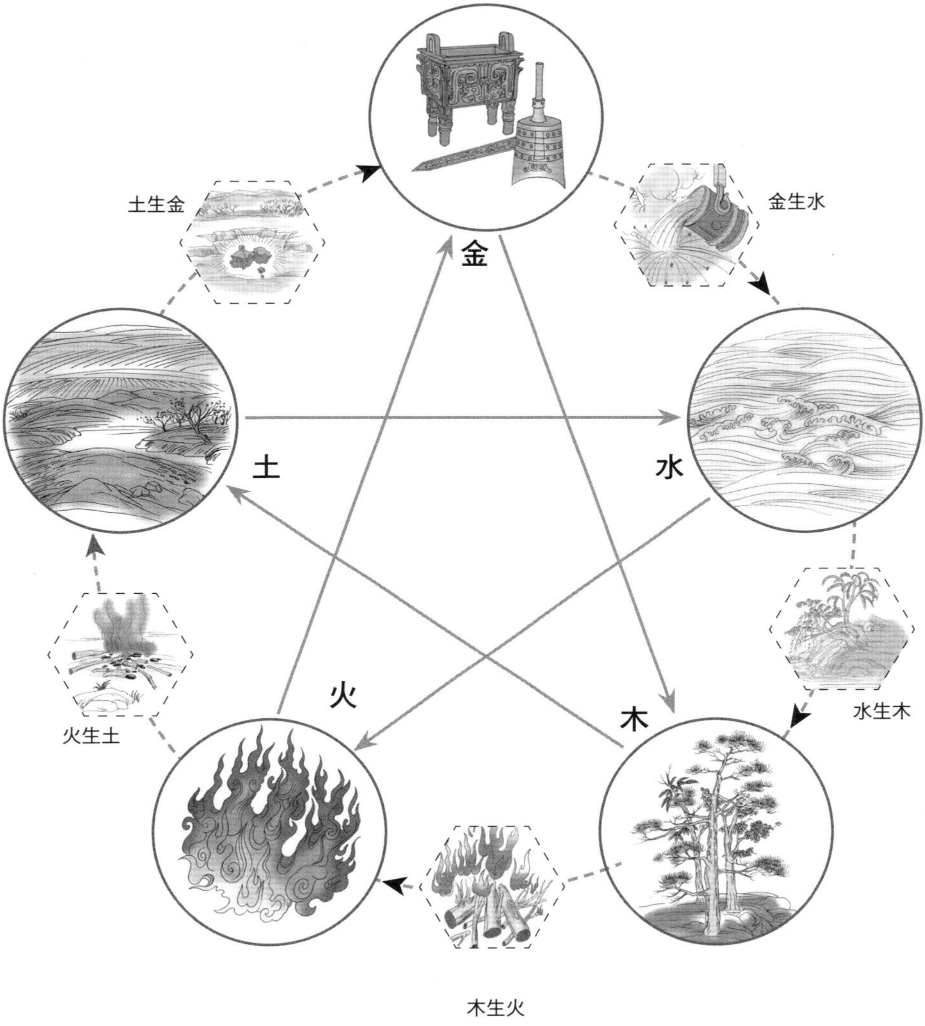

五行相生：

木生火→火生土→土生金→金生水→水生木

五行相剋：

木剋土→土剋水→水剋火→火剋金→金剋木

虛線為相生

實線為相剋

這就是五行，它們只不過是身體能量（氣）運動的五種狀態。每個人身上都有這種能量，以及生長、長極、收藏、收極、運化的狀態。

表 2　五行五臟對應表

五行屬木	肝臟。糖類的轉換、脂肪的代謝都要依靠它，因為肝臟具有生發、合成的特點。
五行屬金	肺和大腸。具有收斂、肅殺的特點。
五行屬火	心腦血管和小腸。有運化的作用，是能量的源頭。
五行屬土	脾胃。主運化，給五臟六腑提供能量。
五行屬水	腎。人體最精華的一部分，主閉藏。

如果能把萬事萬物，包括人跟疾病對應成五類，那麼學習中醫就會非常容易入手了。

第三章

如何看自己是哪形人，容易有什麼病症？

中醫將人分為五類，分別對應金、木、水、火、土。每一種類型的人都有他們的特點和易感疾病。判斷出自己屬於哪一形人，可以有效防治身體疾病。

五形人的特點（請參照p16、p17圖示）

知道自己是哪形人，就能更準確推測出五臟六腑的健康情況，以便及時對疾病進行治療。

中醫望診有一個口訣，叫作「木瘦金方水主肥，土形敦厚背如龜，上尖下闊名為火」，非常簡單準確地描述了五行的特點，高度概括了五行望診。按照五行把人分成五種類型後，就能大致知道每一類人的易感疾病。

木形人

形態特點：身體修長，臉、舌頭、手、肚臍都長。

面部特徵：面色發青，青筋較多。

性格特點：倔強，情緒化。

易患疾病：乳腺、肝膽、消化系統等與情緒相關的疾病。

調理建議：多吃綠色蔬菜，常按太衝穴。

火形人

形態特點：面部輪廓「上尖下闊」，就像火苗一樣。容易脫髮，髮量偏少，也偏黃。

面部特徵：面色發紅。

性格特點：輕財，少信，多慮，見事明。
易患疾病：心腦血管疾病。
調理建議：練瑜伽、站樁、打坐等靜態功法。常按極泉穴和內關穴。

土形人

形態特點：後背和前胸很敦厚，肉很多。肚子很大，手和腳也是肉乎乎的。嘴唇也特別厚。整體看起來腦袋大、脖子粗。
面部特徵：面色偏黃。
性格特點：比較穩重，不喜歡巴結人，嘴比較笨，愛思考。
易患疾病：消化系統疾病。
調理建議：多按揉足三里穴。

金形人

形態特點：身體的直徑比正常人要寬一些，方肩，臉四方形，身上有稜角。
面部特徵：面色發白。
性格特點：有一說一，不喜歡小動作，比較強勢，愛找別人毛病，遇事愛往壞處想。
易患疾病：肺系統疾病。
調理建議：多按揉雲門穴和中府穴。

水形人

形態特點：肉鬆散，大肚子，雙下巴。

面部特徵：面色發黑。

性格特點：心寬，不精進。

易患疾病：泌尿系統疾病、高血脂、腎虛。

調理建議：多按揉湧泉穴。

01

如何知道自己是較真的木形人，容易有什麼病症？

木形人的特徵一：身體修長

「木瘦」是自然界中木的特點，所以木形人是瘦高個，這類人的特點是比較瘦，身體修長，臉、舌頭、手也長。

這裡的「木長」不是絕對值，是相對自己的橫徑來說的。一個人可能身高只有一七〇，但是他很瘦，在人群當中就顯得長了。或者，一個人身高一八〇，跟一七〇的人比是長了，但他的體重一一五公斤，和自己比還是不夠長。

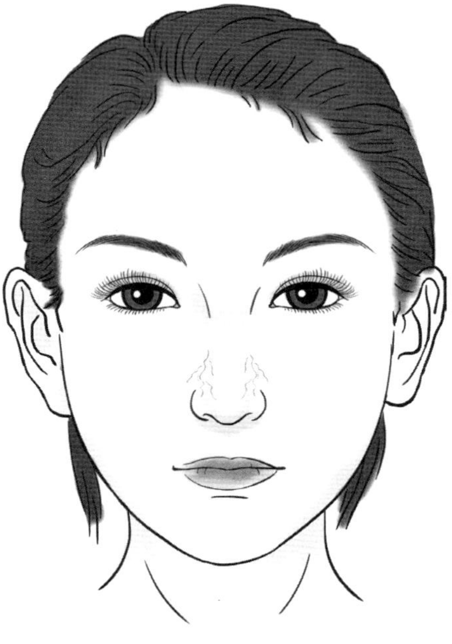

木形人比較瘦，身體修長，眉長目秀，臉、舌頭、手也長。性格比較執著，偏情緒化。

木形人的脈搏也很長，脈象多見弦脈——肝脈（脈象是弦脈，其病多見於肝膽病）。所以我們看患者符合木形人特徵，基本不需要摸脈，就知道他是弦脈，易感於肝膽性等疾病。

木形人的特徵二：面色發青，身上青筋比較多

木形人體表的青筋比較多。面部可以看到血管，或者是身上血管非常清晰，或者手上、小腿等地方出現青筋，這基本上就可以判定他是木形人。還有很多年輕女孩的臉上，眼周、口周、鼻梁也有青筋。

木形人的性格特點：倔強、情緒化

木形人的性格特點是倔強，也可以說是執著。如果木形人執著一種技術或正道，就容易成功。木形人多怒，愛發脾氣，遇事愛打破砂鍋問到底，比較情緒化。

木形人易得消化系統等疾病

一般木形人容易患消化系統疾病，例如，膽結石等。屬木形人的女性，個性比較強，較難與異性相處。我們的情緒會影響肝，肝也是一個重要的內分泌器官。而控制不住自己情緒，經常生氣的木形人，較容易得乳腺、肝膽、消化系統等與情緒相關的疾病。

木形人要怎麼調理自己的身心？

首先，要把較真的性格用在正確的地方，讓自己變得寬容，不要過多關注瑣事——這是養肝的祕訣。這樣，木形人才會健康，並且親子關係、與父母的關係、與同事的關係都會比較和睦。

木形人要用仁者愛人的心來養肝。另外，在飲食上可多吃一些綠色食物，如，奇異果、菠菜等。

每天按揉或用按摩錘叩打太衝穴，也可以起到疏解肝氣的作用。

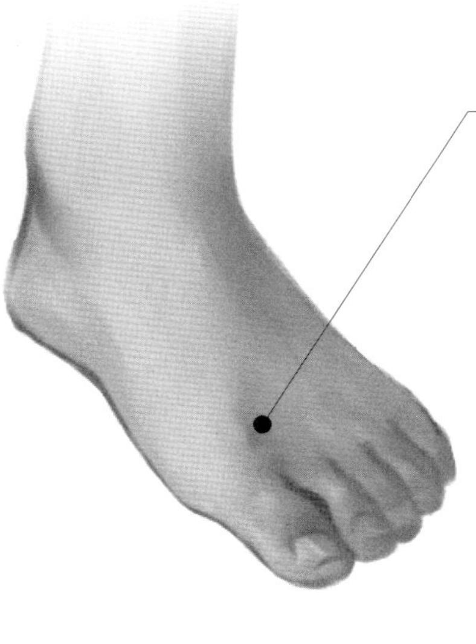

太衝穴

經屬：足厥陰肝經。

位置：位於足背，第 1、2 蹠骨間，蹠骨結合部前方凹陷處。

應用：用於治療高血壓、頭痛頭暈、失眠、肝炎、乳腺炎、月經不調。

02

如何知道自己是聰明的火形人，容易有什麼病症？

火形人的臉型「上尖下闊」

火形人是五形人中最聰明的，也最容易得急症。

火形人的面部輪廓「上尖下闊」，就像火苗一樣。火形人很容易脫髮，頭髮偏少，也偏黃。

因為火性炎上，耗傷上部陰液，故而火形人毛髮稀疏。火性猛烈，來得快，走得快，能量驟變，故而火形人易得急症。

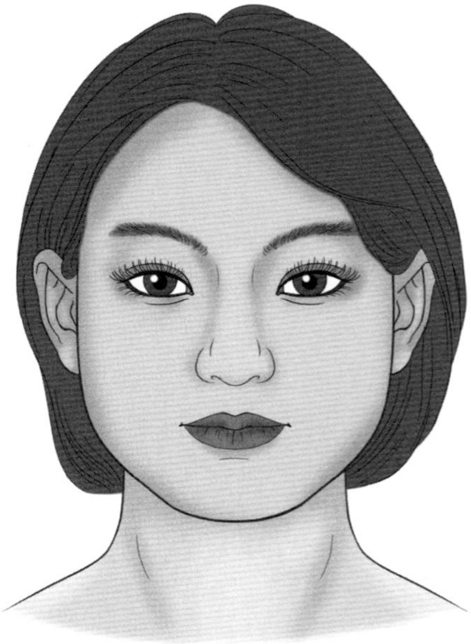

火形人的面部輪廓「上尖下闊」，很容易脫髮，頭髮偏少、偏黃。急性子，凡事多慮，總能看到事情的本質。

火形人臉色發紅，性子急

其人赤色

火形人的特點之一就是「其人赤色」——臉色是發紅的。火形人的膚色紅通通的，皮膚也比較嫩，不顯老。因為火形人的熱量是往上散、往外散的，所以他的面色比較好，我們常說一個人滿面紅光，火形人就是如此。但大家要知道，滿面紅光不見得是好事。

脫面

「脫面」就是頭髮比較少，顯得面部開闊。因為火性炎上，年紀大了頭髮會比較少。有鬍鬚、頭髮，都是雄激素的作用，雄激素促進毛髮的生長，但是物壯則老——發育到頂點就面臨著衰老和死亡。雄性激素高的人，年輕的時候毛髮量是特別充足的，鬍鬚很濃密，還長胸毛，腿毛也很長。但是發育到頂點，就進入了衰退期。

行安地，疾心，行搖肩

火形人走路很快、很急。火形人屬於急心性，就是心裡特別急，還比較喜歡抖腿、搖擺，不太會安安靜靜地坐著。

火形人的性格特點：輕財，少信，多慮，見事明

輕財

記得有一次我出診去給一個老闆看病，在給疹療費的時候，他出手闊綽——這就是火形人的特點，在金錢方面比較大方。

少信

火形人對他的合作夥伴或是周邊的人不太信任，凡事親力親為。

多慮

火形人的思慮比較多，例如跟火形人一起聊天，說了一句「今天我沒吃好」，他就想多了——是不是他想讓我請他吃飯了？或者是不是他有其他想法？

見事明

通常，這件事大家都想不通是怎麼回事，你向火形人請教，他一下就能提供事情的癥結所在。

火形人易得心腦血管疾病

心腦血管疾病是火形人的易感疾病。《黃帝內經》中記載，「急心，不壽，暴死」，就是說火形人的心很急，容易得暴疾，嚴重的會猝死。

在扁鵲的《難經》中，對火形人有進一步描述：「面赤，口乾，喜笑」，這和《黃帝內經・靈樞》的診斷是一樣的。

「口乾」：火形人的陽氣比較亢奮，會亢上，所以易出現口乾、口苦，以及精神層面的問題，如心煩。

「喜笑」：火形人特別容易開心，一開口就哈哈大笑，聲音特別洪亮，有時候你也不知道他的快樂是哪來的。我們時常在臨床上見到一些患者，在沒有進診間之前，就先聽到他爽朗的笑聲了。

中醫認為「喜傷心」。喜悅應該是很柔和的，所以那種長時間的、較強向外散發的喜悅，屬於能量外泄，久之會導致心腦血管疾病。

火形人要怎麼調理自己的身心？

以前的人壽命都不長，一九一一年至一九四九年，中國人的平均壽命是三十四歲，一九四九年之後的平均壽命是六十五歲，現在人的平均壽命是七十六歲（二〇一九年資料）。基本上人的平均壽命在延長，為什麼？其中一個原因就是現代醫學對於心肌梗塞和傳染病的防治水準提高了。很多心臟病患者可以提前診斷、提前介入，大大減少了死於心臟病、腫瘤、傳染病的機率，所以人的平均壽命一下就提高了。

火形人的性子急，特別容易患心腦血管疾病，調理火形人身心最好的辦法就是寧靜致遠，上善若水。用水來剋火，水的特點是特別安靜、滋潤的。所以火形人要以靜制動——從心性上改善。

在生活中，火形人可以經常喝一些連翹茶、蒲公英茶，避免陽氣過多耗散。

在飲食上要少吃辛辣刺激的食物，因為辣的食物助火，會耗散陽氣。多吃一些清淡的、富含湯水的食物，例如秋葵、百合、山藥。這些食物都具有養陰、保護消化道和心腦血管的作用。

平時要早睡覺，可以多練瑜伽、站樁、打坐等靜的功法，以收斂自身的陽氣。

也有一些穴位，非常利於火形人養神：

極泉穴：它離我們的心臟很近，可以改善心臟的供血和節律。

內關穴：按揉這裡可以雙向調節心臟。

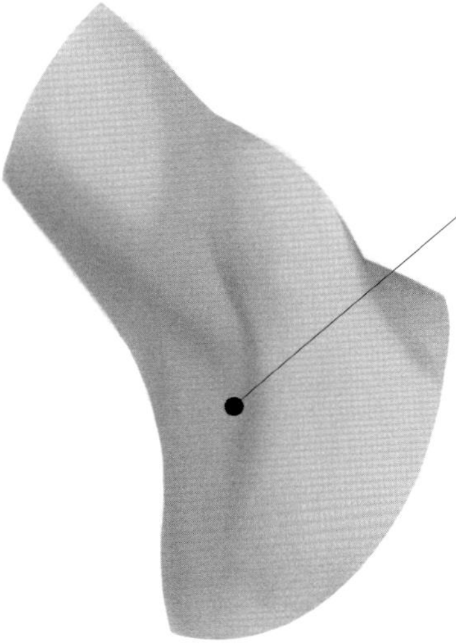

極泉穴

經屬：手少陰心經。

位置：位於腋窩頂點，腋動脈搏動處。

應用：用於治療心痛、咽乾、脅肋疼痛等。

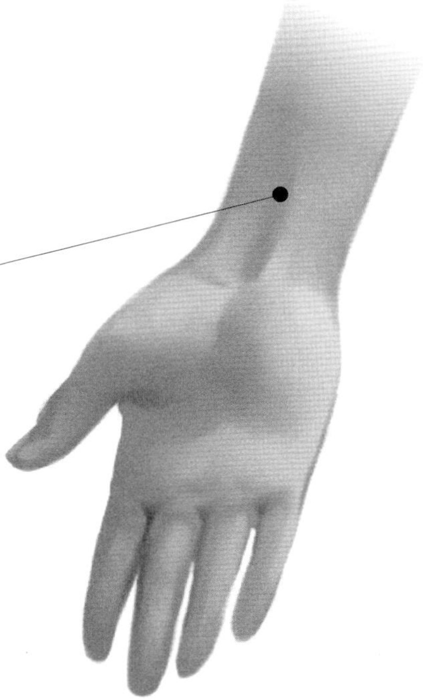

內關穴

經屬：手厥陰心包經。

位置：腕橫紋上2寸、兩根筋中間的點。

應用：治療失眠，舒緩壓力，改善胸悶等身體狀況。對心腦血管疾病和心絞痛也有很好的效果。

03

如何知道自己是敦厚的土形人，容易有什麼病症？

土形敦厚背如龜

土形人的後背和前胸很敦厚，肉很多，就像烏龜一樣，看起來很飽滿；肚子很大，手和腳也是肉乎乎的，摸上去比較舒服。

土形人往往會有蒜頭鼻子，很飽滿、有肉，嘴唇也特別厚。整體看起來腦袋大、脖子粗。

土形人的特徵：面黃，善噫；圓面，大頭；行安地，舉足浮；善味

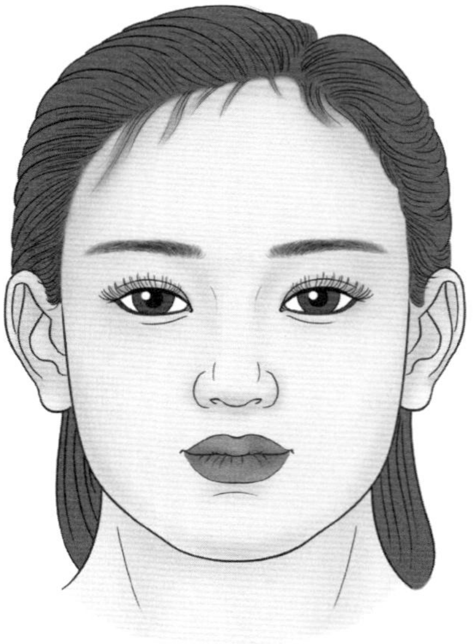

土形人往往會有蒜頭鼻子，很飽滿、有肉，嘴唇也特別厚。整體看起來腦袋大、脖子粗。性格比較穩重，不喜歡巴結人，嘴比較笨。

面黃，善噫

《難經・十六難》中寫道，土形人「面黃，善噫」，意思是面色黃，喜歡打嗝兒（部分人）。土形人的面色是偏黃的。這種黃色分為兩種，第一種是黃而鮮亮，氣血比較充足，脾胃功能好，這種人的財運也比較好；還有一種是萎黃，即灰暗的黃，脾胃虛弱。

我們的脾胃能把吃的東西轉化為人體所需的能量，如果能量轉化得不好——消化不良或是吸收不良，供給皮膚的營養少了，皮膚就會發黃。

土形人的皮膚正常情況下看起來偏黃，生病了之後會更黃。

圓面，大頭

土形人的第二個特點是「圓面，大頭」。如果土形人的脾胃好，精力會比較充沛，能成就事業，積累一定的財富。

行安地，舉足浮

土形人跟火形人不一樣，火形人走路很快，而土形人邁著方步，不疾不徐。

善味

土形人的口味比較重，喜歡吃辛辣、鹹味比較重的食物。而且土形人的酒量比較好，飯量也比較大。

土形人的性格特點：安心，不喜權勢；善思

安心，不喜權勢

土形人「安心，不喜權勢」，比較穩重，不喜歡巴結人，嘴比較笨。

善思

土形人喜歡思考。跟火形人不一樣，火形人多慮，易胡思亂想。土形人喜歡思考問題，追問事物的本質，更多思考的是正確的方向。

土形人是非常善於聚財的，很多土形人喜歡收藏古玩，而且家裡舊的東西不捨得丟。

土形人的能量如果是正的，脾胃會非常強大；如果能量是反的，脾胃會非常弱。

土形人易得消化系統疾病

《難經．十六難》：「當臍有動氣，按之牢若痛；其病，腹脹滿，食不消，體重節痛，怠惰嗜臥，四肢不收。」意思是，土形人能吃，運動量少，濕氣比較重，肢體易感覺困重。土形人的疾病多見於消化系統，例如脾胃和腸道的問題。

土形人要怎麼調理自己的身心？

土形人在平時可以多按揉足三里穴。

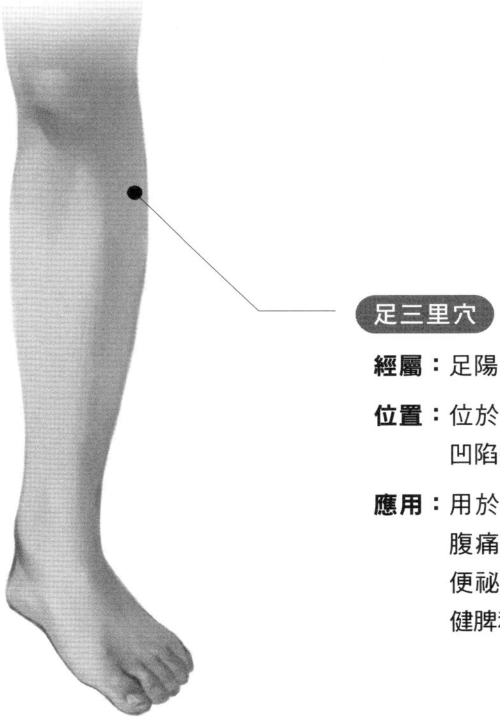

經屬：足陽明胃經。

位置：位於腿膝蓋骨外側下方凹陷往下約 4 指寬處。

應用：用於治療胃痛、嘔吐、腹痛腹脹、消化不良、便祕等胃部疾病，具有健脾和燥化脾濕的功效。

04

如何知道自己是仗義的金形人，容易有什麼病症？

金方——身體的橫徑比正常人要寬一些，方肩，臉四方形，身上有棱角

金形人的身體跟木形人恰恰相反，其橫徑比正常人要寬一些，肩膀很方、肩寬很大，臉也是四方的。

金形人的特徵：皮膚比較白，身上有棱角，善噫

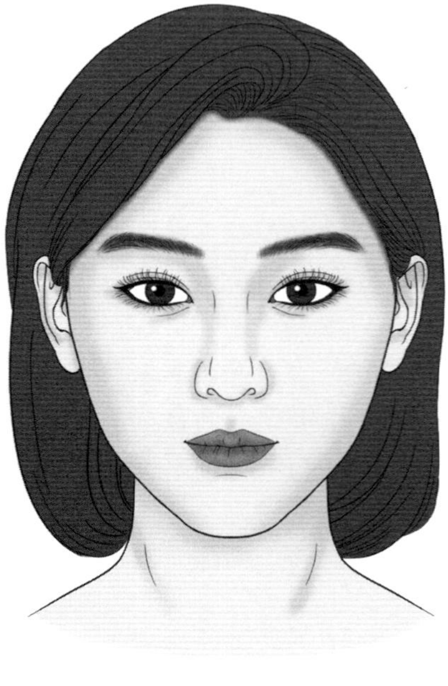

金形人的皮膚白，身上有棱角，或一笑有兩顆小虎牙，下巴尖一些。性格比較強勢，不喜歡小動作、潛規則。

皮膚比較白

《黃帝內經》：「金形之人，似於白帝」，是指金形人的皮膚比較白。而且，大部分金形人長得比較漂亮。

身上有棱角

金形人身上有棱角，例如耳朵會偏尖一點，鼻子是鷹鉤鼻子，或一笑有兩顆小虎牙，下巴尖一些。金形的女性常被叫作白富美。

善噓

《難經．十六難》中說金形人「善噓」，因為金形人的肺功能較弱，一受涼就會「阿噓阿噓」。

金形人的性格特點：不知道變通，比較強勢，愛找別人毛病，遇事愛往壞處想

金形人一般很嚴肅，不喜歡小動作、潛規則。他希望有一說一，按規章制度辦事，不知道變通，但為人精悍。

金形人有肅殺之氣，是比較強勢的，愛找別人毛病，一下就能看到對方的缺點。例如，「你為什麼又不洗腳」、「你的手又沒洗乾淨」、「你吃飯之前為什麼還剪腳指甲」、「你為什麼沒有刷牙」……

金形人無論男女，性格大多如此，所以長期和金形人一起生活會令人覺得不舒服。

遇到狀況，火形人會往好處想，金形人愛往壞處想。金形人的陽氣是內斂的，所以常常憂悲不樂。

金形人應該如何修煉自己呢？

用王鳳儀先生的一句話來說——「認不是生智慧水，找好處生響亮金」。這裡的「認不是」不是找別人的不是，是找自己的不是。在很多金形人眼裡，自己是世界上最好、最委屈的人，周圍的人全對不起自己。所以找別人的好處，找自己的不是，就能「生響亮金」——把自己本身的正氣找到了。

金在五德中對應的是義。在社會上的大部分金形人，對自己的朋友常常是「兩肋插刀」。金形人對待伴侶一定要注意，要認自己的錯，找他人的好。要經常找伴侶的優勢，找自己的不是，這樣婚姻才能長久，身體也能健康。

金形人易得肺系統疾病

金形人的肺比較容易出問題。中醫說的肺是一個體系，有時不咳嗽，也沒有肺結核，不代表肺沒問題。因為肺和大腸相表裡，所以大便不通、大便細長就是肺的問題。還有的人愛出汗或不出汗，這都是肺功能的異常表現，因為肺主皮毛。

金形人要怎麼調理自己的身心？

作為金形人，學會養肺是至關重要的。

推薦兩個穴位——雲門和中府。大部分金形人按這兩個穴位會有壓痛點，可以經常按揉。

雲門穴

經屬：手太陰肺經。

位置：鎖骨下窩凹陷處。

應用：有緩解治療咳嗽、氣喘、胸痛、肩背痛等作用。

中府穴

經屬：手太陰肺經。

位置：位於胸部，橫平第1肋間隙，鎖骨下窩外側，前正中線旁開6寸。

應用：用於診治咳嗽、氣喘、胸痛等疾病。

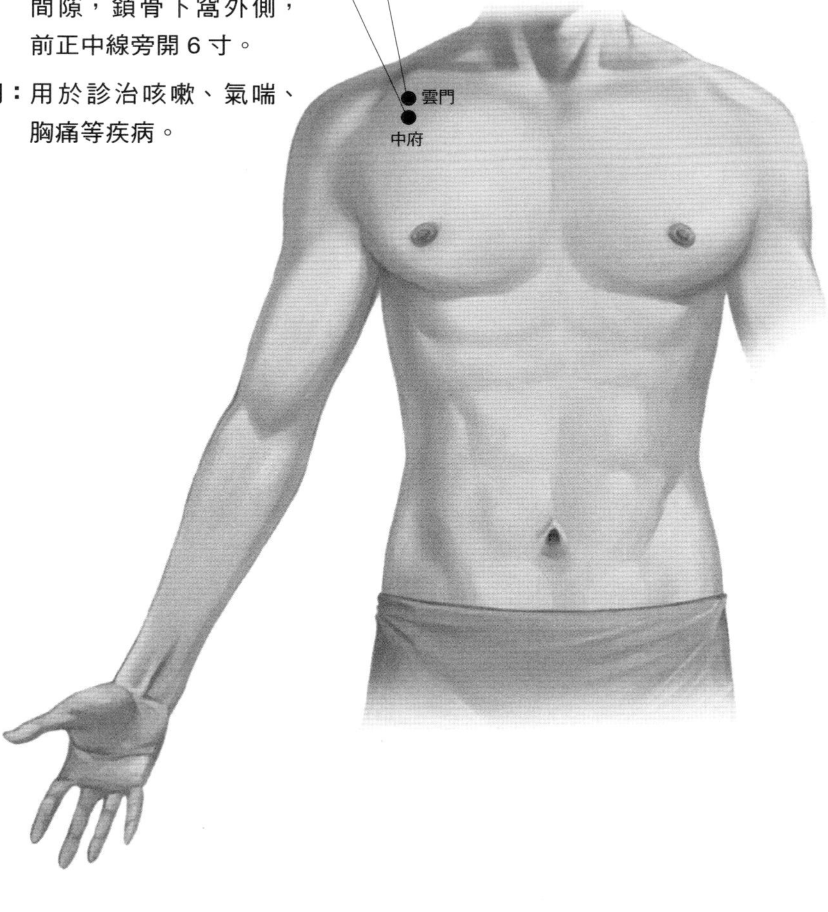

05

如何知道自己是心寬的水形人，容易有什麼病症？

水主肥：肉鬆散，大肚子，雙下巴

水形人會給人肥膩的感覺，他的肉非常鬆散，肚子上會有「救生圈」，且大肚子、雙下巴，整體看起來很鬆塌。

很多時候，我們無法區分土形人跟水形人。這兩種類型的人都長得比較胖，區別在於土形人是豐滿，而水形人是肥，肉沒有張力。

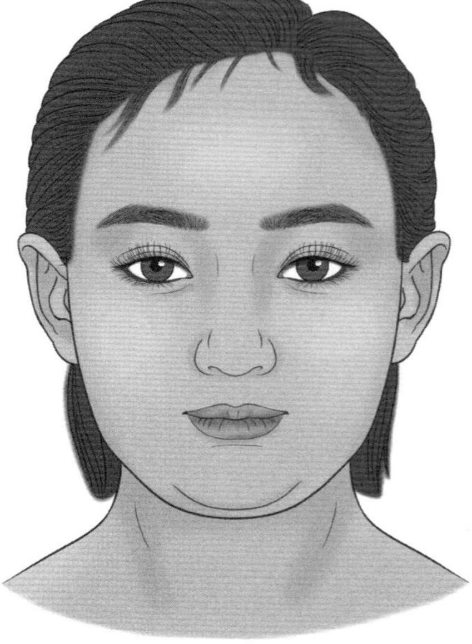

水形人面黑，肉非常鬆散，會有雙下巴。性格比較懶散、精進不足，還有些膽小。

水形人的特徵：似於黑帝，面不平，善恐欠

似於黑帝

在《黃帝內經‧靈樞》中說，水形人「似於黑帝」，就是說大部分水形人的皮膚偏黑。

面不平

「面不平」，就是人們常說的豬腰子臉（臉較長且向內凹）。

善恐欠

「善恐欠」，就是愛打哈欠的意思。

水形人的性格特點：不精進，心寬，比較包容

水形人的陽氣比較弱，所以比較懶散、精進不足。水形人對應的情志是恐，恐傷腎，所以水形人膽子比較小。稍微拍他一下，他就會說「嚇死我了」。另外，水形人做事有點拖拉，能拖到明天絕不放在今天做。不像火形人，你交代給火形人工作，他會做得好好的。

水形人的優點是心寬，你說他的缺點他能接受，但聽完一會兒就忘了，也比較包容，這是水形人最大的優點。但水形人最大的缺點就是太包容，甚至是有點過頭了。

水形人易得泌尿系統疾病、高血脂、腎虛

水形人的膀胱和腎臟易出現問題，也就是泌尿系統疾病。再來就是高血脂，因為水形人體內容易有痰濕。

水形人還容易腎虛。腎虛的時候會缺氧，每一次吸入的氣體都比正常人少，因為腎主納氣，所以更需要深呼吸來補充氧分。這種人容易出現腹瀉、手腳冰涼、肚子疼的問題，而且一受涼就急著去上廁所——這是腎陽虛的一種症狀。也正因為他們腎陽虛，才會肥胖，也就是中醫說的，「胖人多虛，瘦人多火」。

從心態上來說，水形人最缺的就是龍馬精神。跟火形人正好相反，火形人需要靜，水形人需要動。

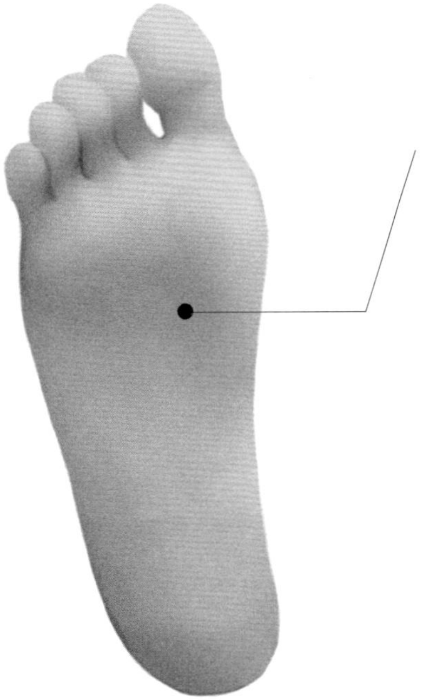

湧泉穴

經屬：足少陰腎經。

位置：位於足底部，蜷足時足前部凹陷處。

應用：具有補腎強體、備孕暖宮的功效，同時也可以調理血壓。

水形人要怎麼調理自己的身心？

在生活中，很多腎虛的人是沒有志向的。

水形人調節心理的方法就是找到自己的志向，長立志、立長志，找到自己人生追求的目標。另外，有味中藥叫遠志，它除了安神，還可以補腎（可以口服，也可以磨成粉貼到肚臍眼）。

水形人也可以經常按揉湧泉穴。有些水形人的志向很多，但很少邁出第一步。所以，水形人在平時經常刺激湧泉穴，既可以補腎，也有一個非常好的寓意——千里之行，始於足下；從小事做起，從當下做起。

06

五行的特點既可以是優點，也可以是缺點

大多數人都是五行俱全，各有強弱

表 3　五形人對應的正能量

五形人	弱點	正能量	怎麼調節自己
木形人	容易發脾氣	仁	仁者愛人，要把怒氣轉化成仁愛。
火形人	做事著急	禮	用禮規範自己的言行。
土形人	疑心重	信	信為道源功德母，長養一切諸善根；心誠則靈。
金形人	愛找人缺點	義	多找別人的好處，找自己的不是。
水形人	胸無大志	志	長立志、立長志，找到自己人生追求的目標。

很多人學了五行望診之後，可能會執著於是不是木形人就不好，火形人就好；是不是土形人就好，金形人就不好，等等。

這樣的想法是不對的，其實大多數人都是五行俱全的，只是有的人表現為某一「行」強，其他「行」弱。

就像人的心、肝、脾、肺、腎五臟都是俱全的，只不過這個人心功能更強，那個人腎功能更強，其他人脾功能偏弱，等等。

例如說我，肚子大，是水形；蒜頭鼻子，是土形；平常比較容易著急，走路也比較快，是火形；人又比較執著，是木形。實際上，一個正常的人身上五行都會有，只不過較偏哪一行，那一行的特點就會比較清晰，而這個特點既可以是優點，也可以是缺點。

我們學習了五行的知識，不要執著於自己是哪形人，好與不好，只要你用好自己的特點，為家庭和社會做出傑出的貢獻，就是好的。

看過《西遊記》的人都知道，菩提老祖曾傳給孫悟空一個祕法，很多人認為是筋斗雲，也有的人認為是七十二變。其實都不是，孫悟空當時向菩提老祖求法，菩提老祖傳給他的是顯密圓通真妙訣。

顯密圓通真妙訣的最後一句話，叫作「攢簇五行顛倒用，功完隨作佛和仙」。意思是，如果一個人能把五行都倒過來用，找到它正的地方，就可以做佛和仙，佛和仙都能成，還有什麼做不到的？

人的一切財富，都是其身體健康的體現

有人說，人的財富、房產、婚姻、事業等都代表「0」，而健康是「1」。也就是說，沒有健康，就不存在後面的婚姻、事業、財富等；人有了健康之後，後面就都有了。觀察一下身邊的人你會發現，大部分事業比較成功的人，或者婚姻家庭比較和睦的人，他的身體一般都挺好。而一些身體不好的人，他的財富積累得也不好，事業也不會太成功。

事實上，一切財富都是身體健康的體現。一個精力充沛的人，才有精力去幹事業，才能聚積財富。如果一個人天天病歪歪的，就是賺錢、升職的機會來了也很難抓住。

健康是一切的基礎，而我們是否健康跟元氣的多寡有關。

第四章

看眼識病

望診的依據是全息原理＊，透過看眼睛就能知道我們體內各個臟腑的健康狀態，瞳孔、黑睛、眼白、眼瞼、眼角分別反映了五臟的資訊。

（＊參見p91〈望診以全息原理為依據〉）

看眼識病（請參照p18、p19圖示）

中醫認為，眼睛的好壞與五臟六腑的功能有著直接關係。例如，肝功能正常，則視覺功能正常，雙目有神；肝功能失常，肝血不足，則雙目乾澀，視力衰退。

眼睛發紅 **肝膽火旺**

平時易怒、易上火，經常喉嚨痛，從來不敢吃辣椒和容易上火的東西，是肝膽火旺的緣故。

眼睛發黃 **肝膽功能下降**

肝膽功能下降，膽紅素排泄不暢，白睛就會變黃。易患B型肝炎、膽囊炎、膽結石、膽囊瘜肉等疾病。性格特點是猶豫不決，容易憂鬱、鬱悶。

眼睛發青 **肝寒**

幾乎不發火，平時手腳冰涼。「寒主痛」，所以會經常痛經、肚子疼、胃疼，疼痛性疾病居多。

露睛睡 **肝陽暴亢或脾虛**

露睛睡多為肝陽暴亢或脾虛所致。此外，睡覺時眼睛微閉、閉不實的人，不光是孩子，成人出現這種症狀的也很多，多見於危症患者，例如腦昏迷、肝性腦病變、尿毒性腦病變等。

眼球外凸

甲狀腺機能亢進、哮喘或精神疾患

很多人不知道自己得了甲狀腺機能亢進，發現眼凸出來，一查，原來是甲狀腺的問題；有的人經常喘，因為缺氧憋脹，胸腔的壓力大，眼球凸出了；精神疾病患者的眼神是直勾勾的、不靈活，也會出現眼球外凸。

眼皮耷拉

脾腎虧虛或重症肌無力

如果是雙瞼下垂，一般屬於先天脾腎嚴重虧虛；如果是一側眼瞼下垂，常見於重症肌無力。

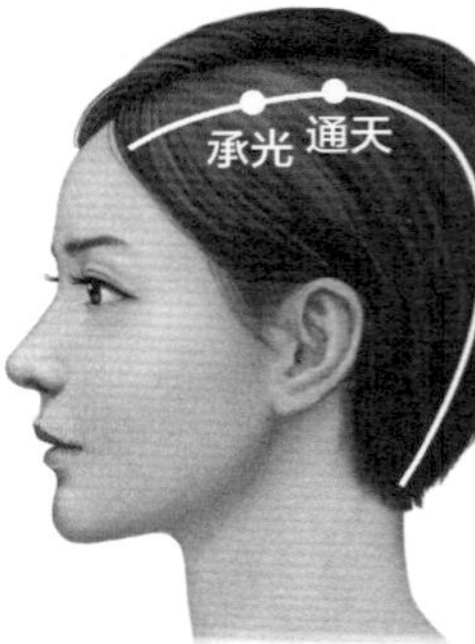
承光
通天

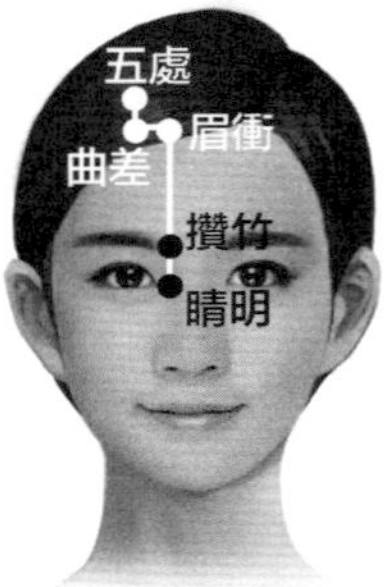
五處
眉衝
曲差
攢竹
睛明

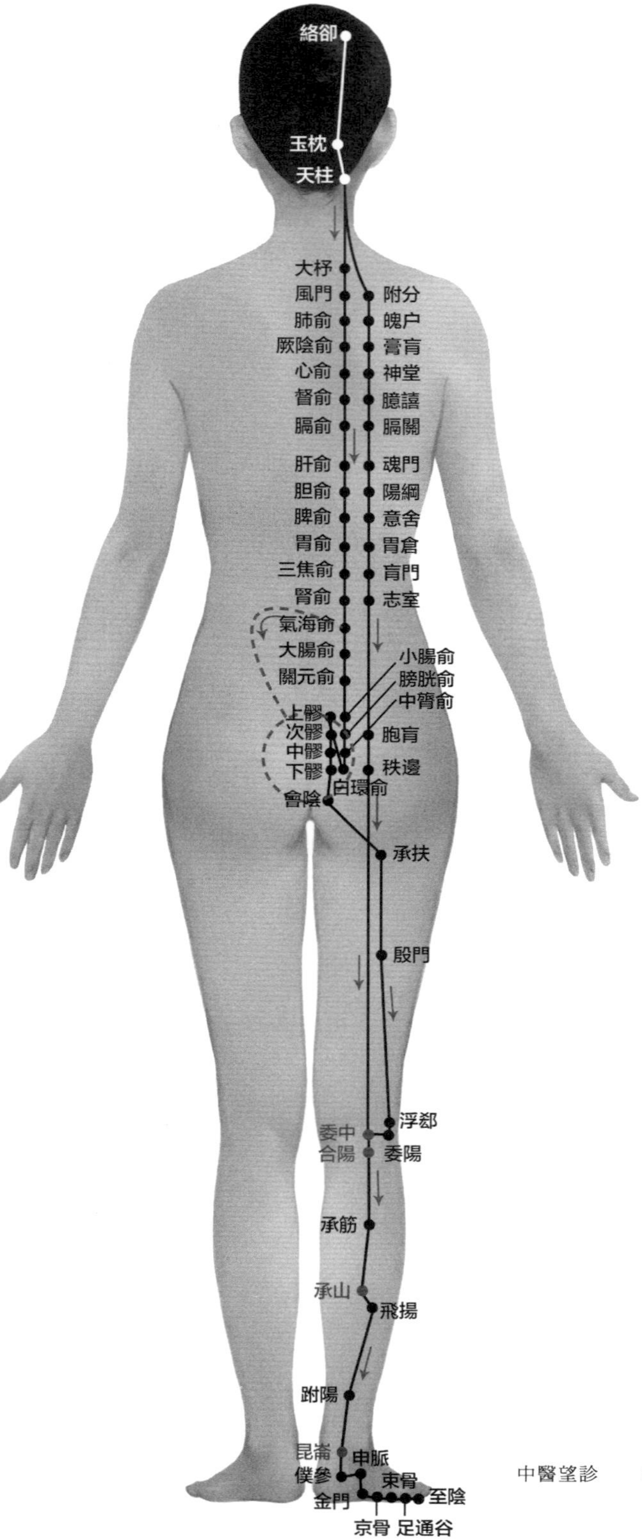
絡卻
玉枕
天柱
大杼
風門
附分
肺俞
魄户
厥陰俞
膏肓
心俞
神堂
督俞
譩譆
膈俞
膈關
肝俞
魂門
胆俞
陽綱
脾俞
意舍
胃俞
胃倉
三焦俞
肓門
腎俞
志室
氣海俞
大腸俞
關元俞
小腸俞
膀胱俞
中膂俞
上髎
次髎
胞肓
中髎
下髎
秩邊
白環俞
會陰
承扶
殷門
浮郄
委中
委陽
合陽
承筋
承山
飛揚
跗陽
昆崙
申脈
僕參
束骨
至陰
金門
京骨
足通谷

足太陽膀胱經循行路線圖

01

眼睛也是我們的命門

陽氣越旺，瞳孔越大；陽氣越弱，瞳孔越小

我們的眼球裡有個瞳孔，可以隨著光線變大、變小。光線一照，正常人的眼睛會縮小，而且兩隻眼睛同時縮小，這叫作對光反射。

如果對光反射出現了異常，西醫認為可以反映此人皮質激素的高低。中醫認為，可以反映這個人的陽氣是否充盈。

《黃帝內經》中說：「太陽根起於至陰，結於命門。」這個「太陽」，就是太陽經，又指自然界中的太陽。

命門在哪兒呢？後腰上有一個命門穴，另外會陰穴也叫命門——生命出入之門。還有一個命門，就是眼睛。《黃帝內經》中說：「命門者，目也。」

在一天裡，瞳孔的大小是不一樣的，它隨著光線和時間變化。當陽氣越旺時，瞳孔越大；陽氣越

命門穴

經屬：督脈。

位置：位於第二、三腰椎棘突間。

應用：主治虛損腰痛、遺尿、泄瀉、遺精、陽痿、早洩、赤白帶下、月經不調等症。

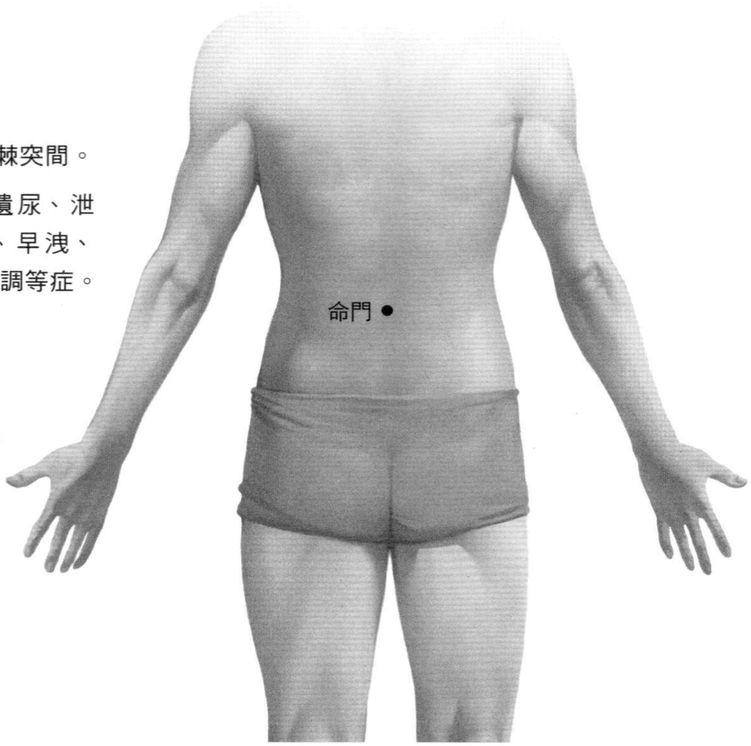

會陰穴

經屬：任脈。

位置：位於人體肛門和生殖器的中間凹陷處。

應用：疏通體內脈結，促進陰陽氣的交接與循環，對調節生殖等功能有獨特的作用。

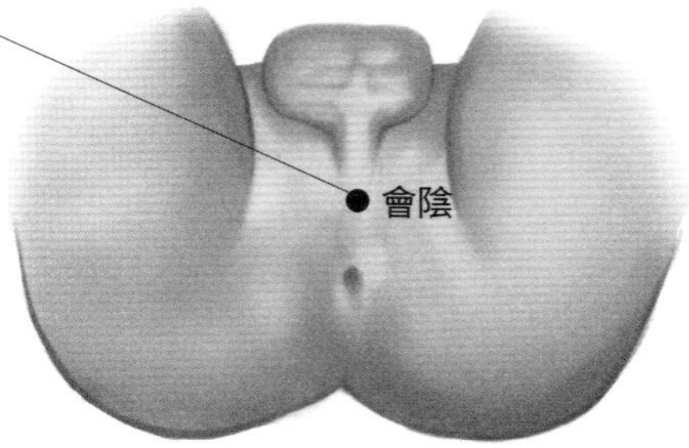

弱時，瞳孔越小。一天裡中午的太陽最大，人體的陽氣最旺，此時的瞳孔也最大。

當到了子時（二十三時至次日一時），看不見太陽了，人體的陽氣也很弱了，要睡覺了，這時瞳孔是最小的。如果一個人在子時瞳孔沒有變小卻放大了，表示這個人的生物節律出現了問題。

瞳孔在什麼狀態下會變得很大或很小？

瞳孔在很多極端狀態下會變得非常大或非常小，這些極端狀態有以下幾種。

第一種	吸毒
第二種	阿托品中毒
第三種	視神經萎縮，深度昏迷
第四種	服用過多安眠藥
第五種	農藥中毒
第六種	鴉片或嗎啡類的止痛藥中毒
第七種	腦性疾病

如果一個人兩側的瞳孔大小不一樣，一邊大一邊小，表示他很可能得了腦性疾病，例如高血壓性腦出血、腦裡長腫瘤等。很多突然暈倒、昏迷不醒的患者，急診科醫師一看他的兩眼瞳孔，就知道這

個人可能有腦性疾病，得去做個腦部電腦斷層掃描了。

瞳孔大，陽氣過旺，容易失眠；瞳孔小，陰氣盛，很容易自閉

前段時間，有一位女士來找我看病，我一看她的瞳孔好大，就問：「你是不是經常失眠？」她說，「是的。」

我是怎麼看出來的呢？

在正常光線下，一個人的瞳孔大於正常人，表示陽氣比正常人旺，陽不入陰，因此就會失眠。《黃帝內經》上認為，睡眠需要陽氣潛藏入陰。

相反，如果一個人的瞳孔很小，表示這是一個陰氣盛的人，很容易自閉，城府較深，不喜交流。因為，陽氣不能正常生發，外在表現則為心事重重、鬱鬱寡歡這種陽虛陰盛的樣子。

所以，透過觀察瞳孔的大小就能瞭解一個人的性格特點和病情。

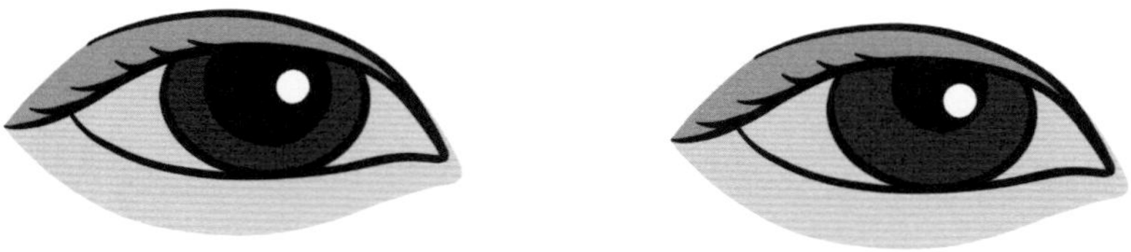

陽氣越旺，瞳孔越大；
陽氣越弱，瞳孔越小。

眼睛不好，肝可能有問題：「肝開竅於目」

眼睛和肝的關係是最為密切的。這裡的肝指的是一個系統，並不等於現代醫學解剖上的肝臟。

《黃帝內經．素問》中說，「開竅於目，藏精於肝。」如果一個人的眼睛有問題（如眼睛凸出表示肝陽上亢，眼睛發紅是肝不藏血，眼睛發黃是膽火熾盛），表示他的肝功能不正常。

兩隻眼睛不一樣大的人，一般性格比較矛盾，易患腦性疾病

我們的五官非常有意思，眼睛有兩隻，肝臟正好也是兩葉，且兩葉肝臟的大小不一，而仔細看每個人的眼睛，會發現每個人的眼睛也大小不一。

肝開竅於目，根據全息理論，肝的兩葉不一樣大，兩目也就不一樣大。

有的人一隻眼睛特別小，另一隻眼睛特別大，不對稱。

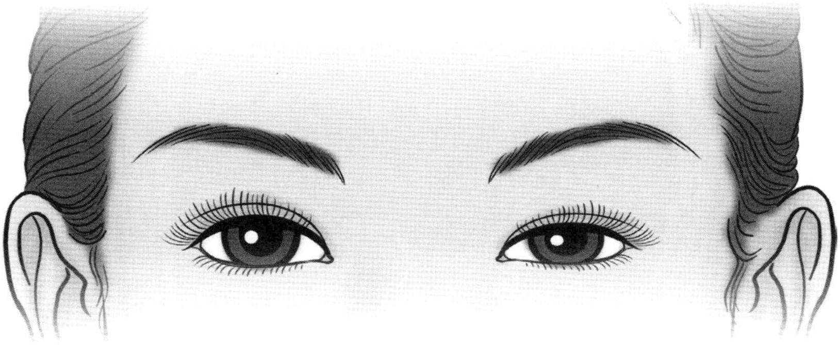

眼睛一個大一個小，易有腦性疾病的傾向。

這表示他的性格是比較矛盾的，容易得腦性疾病。

很多老年人，年輕時兩隻眼睛並不是很明顯的大小不一，但是隨著年齡增加，高血壓沒有得到很好的控制，慢慢就會有腦性疾病的傾向，眼睛的表現就會一個大一個小。這時候，需要及時控制血壓。

一般眼大的人魄力就大，眼小的人魄力就小

中醫看眼睛大小，還可以看出一個人的魄力。

一般眼大的人魄力就大，眼小的人魄力就小。這也跟肝的功能有關，肝功能越好，魄力就越大；肝功能越差，魄力就越小。

眼睛紅的人肝膽火旺

很多人沒有得紅眼病，但是眼睛卻比正常人的紅，平時易怒、容易上火，經常喉嚨痛，這是肝膽火旺引起

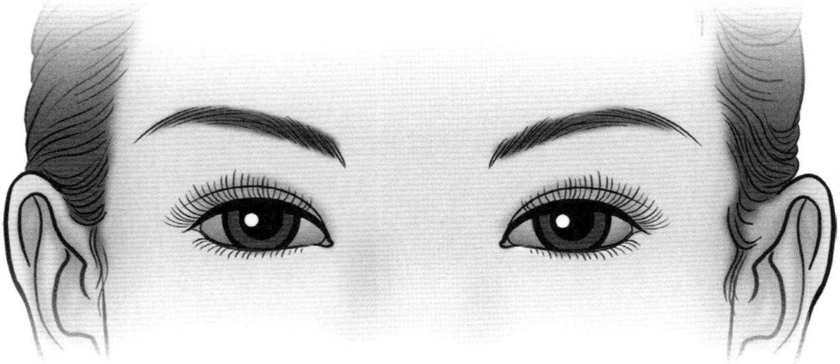

眼睛總發紅的人，
性子急，容易上火。

的。

肝膽火旺的人首先要從性格上來調理，不要總是著急、生氣。其次在飲食上要少吃辛辣，多吃水果、蔬菜，平常可以喝喝菊花茶……

眼睛發黃的人處事猶豫不決，易患B型肝炎、膽結石等疾病

有個成語叫人老珠黃，其中的「珠」並不單指珍珠，還指「眼珠」。珍珠擺放的時間長，就沒有那麼潔白了，會變黃。人老了之後，肝膽功能下降，膽紅素排泄不暢，白睛就會變黃。實際上，無論多大年紀的人，眼白髮黃都不正常，這表示肝膽功能下降了。

肝膽功能下降後容易出現B型肝炎、膽囊炎、膽結石、膽囊瘜肉等疾病。有這幾種疾病的人，一般會白睛發黃。

肝膽功能異常的人，其性格特點就是猶豫不決，容易憂鬱、鬱悶。例如有兩個選擇，A或B，肝膽功能非

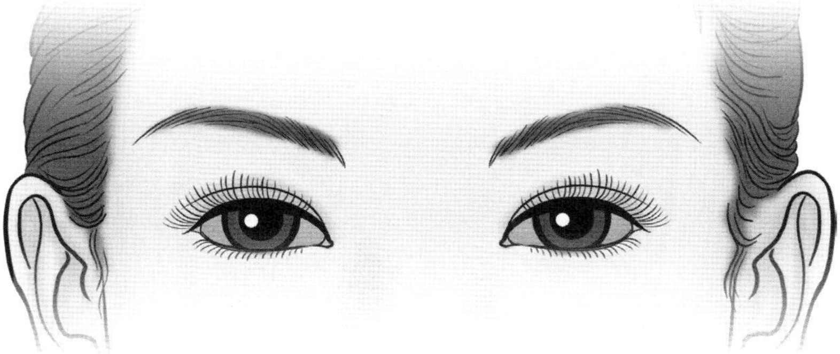

眼睛發黃的人，做事總是猶豫不決，
常常憂鬱，表示肝膽功能弱。

常好的人，「我選Ａ」或者「我選Ｂ」。選擇起來當機立斷；肝膽功能不好的人，會猶豫不決不知道選什麼。

這樣的人需要在平時的工作中鍛鍊處理事情的魄力，同時加強體能鍛鍊，明確自己的人生志向與格局，因為志向越高遠、格局越偉大的人魄力越大。

眼睛發青的人大多手腳冰涼，經常痛經、胃痛

肝為雌激素的滅活（雌激素在肝臟代謝完畢，失去生物活性而消失）場所，如果一個人患肝病，雌激素滅活可能出現障礙，體內的雌激素會多，進而刺激微血管增生，所以面部的血管就會比正常人多。而且雌激素會讓微血管表淺，皮膚白皙的人眼周和口周就能看到發青的血管。

通常，如果一個人眼角發青，臉色發黃，表示他的肝功能異常，膽固醇指數高，可能患有Ｂ型肝炎引起

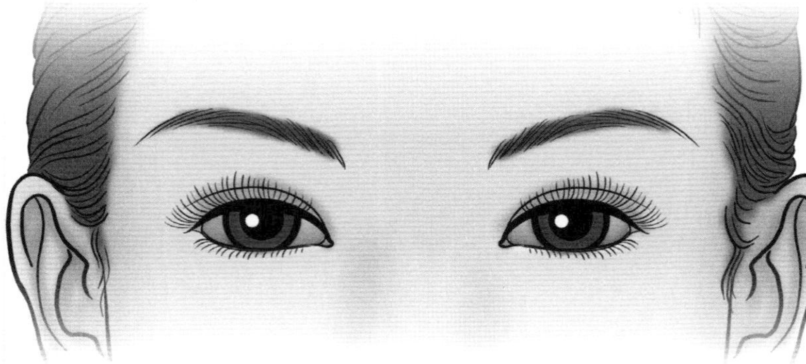

眼睛發青的人，平時總愛生氣，
患肝硬化的機率比較高。

的肝硬化。

在社會衛生條件不好時，有一些小孩的眼睛上會出現藍斑，這種藍色的斑又叫青斑，中醫叫作蟲斑。表示他的肚子裡有蛔蟲。

我們中醫看小孩肚子裡是否有蟲子，第一個看白睛是否發青；第二個看小孩的面部，如果這裡白一塊，那裡白一塊，就像癬一樣（其實不是癬），這表示體內有蟲積。

現在衛生條件非常好，仍然可以看到有些孩子身上、臉上有這種這兒白一塊，那兒白一塊的情況，但多數不是蟲積，而是脾虛。

不少家長看到孩子臉上變成這樣，都用治癬的方法來治療，這是不對的，其實用一些健胃消食片或小兒健脾丸就可以很快緩解。

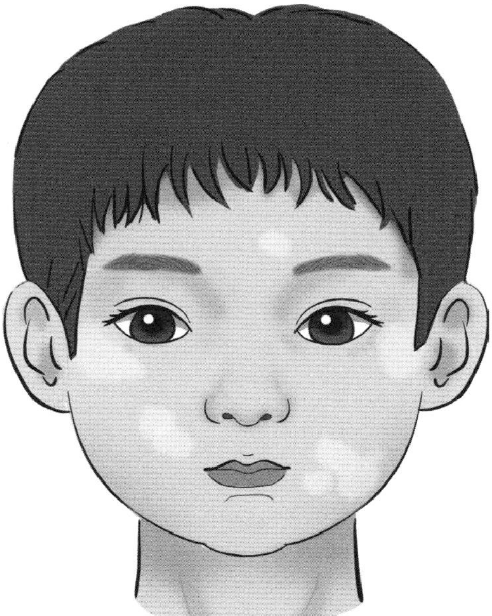

孩子臉上這兒白一塊，那兒白一塊，可能是脾虛了。

還有一種情況，既不脾虛也沒有蟲積，但是眼睛卻發青，這表示此人肝寒。跟肝火大正好相反，肝寒的人從來不發火，你一摸他的手腳，會發現冰涼。「寒主痛」，所以他會經常肚子疼、胃疼，這疼那疼，疼痛性疾病居多。這種人飲食起居要注意「節制生冷」，平時少吃生冷的食物。

這樣的人需要加強體能鍛鍊以提升陽氣，遠離性味生冷的食物也保護陽氣。

02

望診以全息原理為依據

任何一個局部都可以反映全身的資訊

中醫望診用的是全息原理。在生活中，全息的現象處處可見，例如一片楓葉，它的形狀正好與沒有修剪的楓樹外形完全一樣。我們看人身體的組成，一個腦袋加四肢是五個部分，而手也是五根手指；我們的耳朵是兩隻，腎開竅於耳，腎也是兩個；肺開竅於鼻，我們的鼻子是一個鼻梁兩個鼻孔，而肺是一個器官兩片肺葉等等。這就是全息，任何一個局部都可以反映全身的資訊。

瞳孔、黑睛、眼白、眼瞼、眼角分別反映五臟資訊

瞳孔是腎的全息反射區

命門是腎的反射區，瞳孔也是命門。正常光線下，瞳孔大小代表著腎陽氣的盛衰，所以我們可以

透過觀察瞳孔的大小來瞭解腎的情況。

黑睛是肝的全息反射區

瞳孔的外面叫黑睛，黑睛屬肝，中醫稱為風輪。之所以叫風輪，是因為「風氣通於肝」。

一般來說，中醫看黑睛的時候不看它的病態，而是看人種。正常情況下，漢族人的黑睛偏黑，但很多人的黑睛是偏黃的，這就是民族交融所致。

白睛是肺的全息反射區

白睛就是眼白，屬肺，稱為氣輪。白睛對應的是肺。如果白睛上有血絲或突然充血，則表示血熱。如果在白睛上發現一個小

右眼

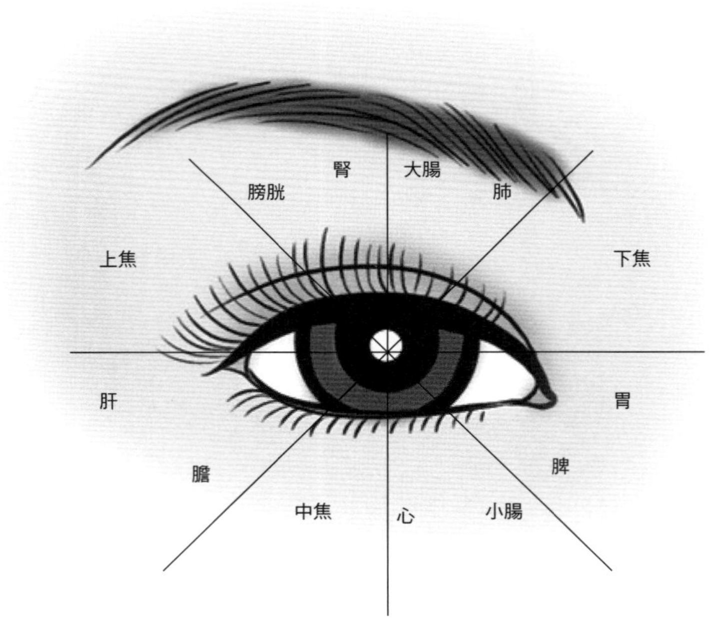

眼部反射區對照圖

黑點或小腫物，則是一種病態的反應。

眼瞼是脾的全息反射區

眼瞼分為上眼瞼、下眼瞼，屬脾，叫肉輪。

很多脾虛的人，看起來好像沒睡醒一樣，眼睛鼓鼓的，眼瞼總是有點浮腫的樣子。還有一種情況，就是眼皮耷拉下來了，這也是脾胃的問題。

內外眼角上是心的全息反射區

目內眥（內眼角）如果充血了，就是心火太旺了，因為中醫說「心主血脈」、「心主火」。

為什麼眼睛是心靈的窗戶？

心的經脈有一條循行到眼睛，所以很多患心絞痛和冠心病的人沒有心臟不適的症狀，卻會有眼睛發脹的症狀。

因為眼睛與心臟的經絡有這種特殊的聯繫，所以在臨床上我們常應用這一點來治療心臟病。例如心臟早搏或心律不整，在沒有藥物的情況下可以透過按壓眼球來調節心律不整。

在臨床上，有很多患者去醫院檢查沒問題，但就是感覺難受。其實，這種人大多數有焦慮症、憂鬱症、精神官能症等，精神上出了一些問題，診斷這類人的一個絕招就是看他的眼睛。

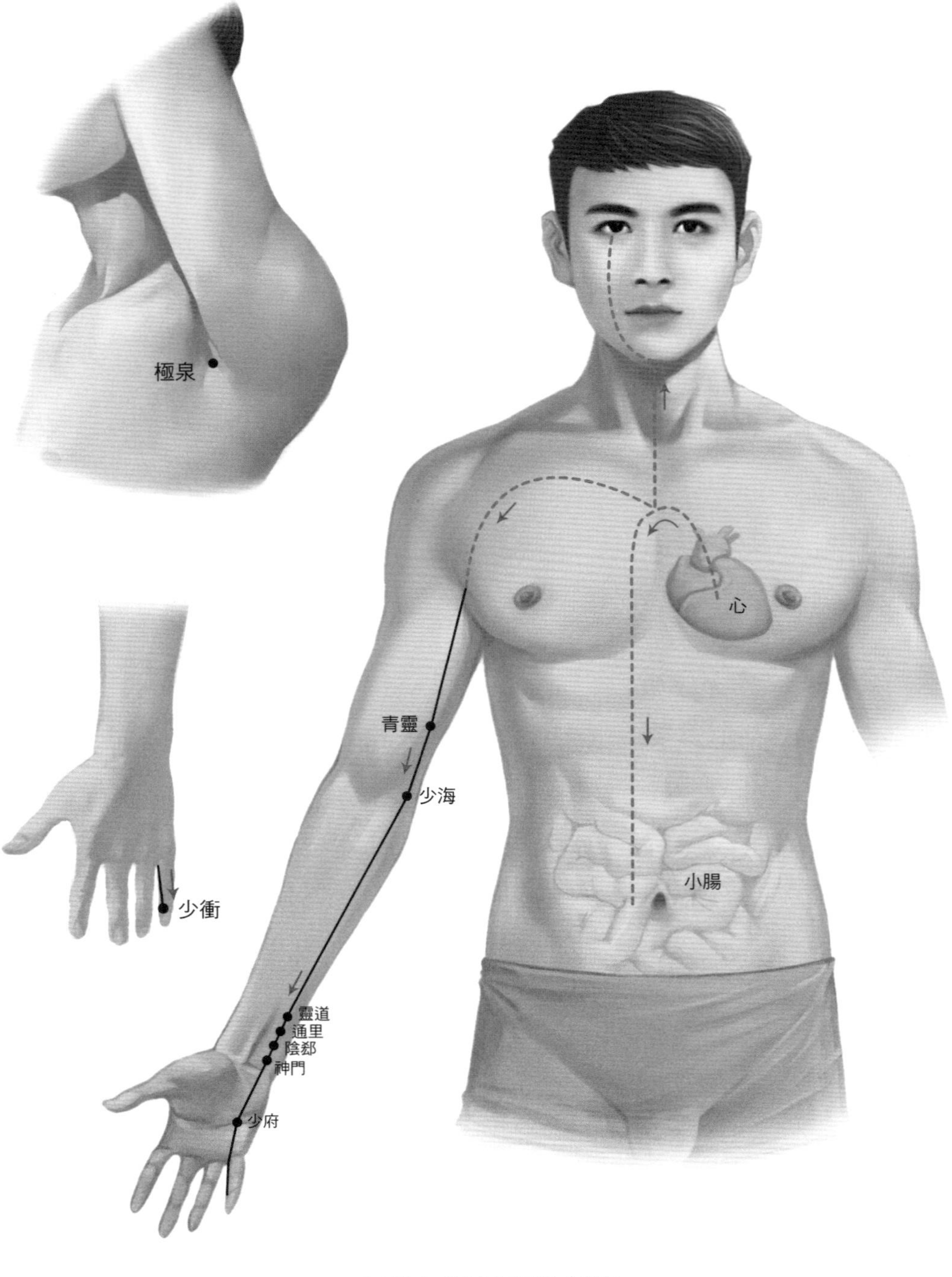

極泉
心
青靈
少海
小腸
少衝
靈道
通里
陰郄
神門
少府

人體心經循行路線圖

怎麼看呢？

憂鬱症患者的眼神毫無生機、百無聊賴，很少有東西能引起他的興趣。而患有焦慮症的人眼神會一直飄，一副心神不安的樣子。還有很多自閉症的人，在跟他交流的時候，他的眼神對你沒有反應，很空洞。反之看正常的人，例如看小朋友的眼睛，則會很清澈。

延伸閱讀

為什麼按壓眼球可以調節心律不整？

我們的眼睛有兩條神經——交感神經和副交感神經。這兩條神經又叫自主神經，可以支配內臟的運行功能，所以我們按壓眼球就可以調節自主神經功能，進而調節心律不整。

但需要注意的是，在按壓眼球時不能暴力按壓，會損傷眼睛，要用魚際或手指輕壓。很多症狀輕微的人揉壓幾分鐘就可以得到調整。

03

望診分三個層次：望形、望氣、望神

如何望形

望診的層次有三種。

第一個層次是望形，也是最容易達到的，只要學了這些知識，馬上就能應用。例如鼻子反映的是脾胃功能，鼻子長得大，說明脾胃功能好；鼻子長得小，說明脾胃功能差。

如何望氣

第二個層次是望氣。例如一個人的鼻子很大，但顏色是黃的，沒有光澤，這表示他的脾胃最近不好；如果這個人鼻子很大，非常光亮，則表示他的脾胃很好（這已經脫離望形，比望形上了一個層次）。

如何望神

最厲害的高手能夠望神，這是望診的第三個層次。

有一段時間網上流傳兩張圖片，一張是馬雲，一張是與馬雲五官長得很像的人，是一個住在偏遠山區的貧困兒童。他們兩個人的五官相似，但在我看來卻有天壤之別，因為他們的神不同。

馬雲的眼神當中透露的是精明、睿智——「我要改變中國人的生活方式」，很堅毅，這是他的神。而那個小孩子，你在他身上看不到這種神氣。

實際上，很多高手都能透過望氣和望神來判斷一個人。例如曾國藩見到李鴻章時，雖然李鴻章的外形並不是出類拔萃，但是曾國藩一看就知道，這是人才。他就是透過眼神來判斷的。曾國藩第一次見李鴻章是在西元一八四五年，當時他見李鴻章「眼睛烏黑而又具洞察力……，顯示出堅定的決心」，所以認定李鴻章「將來建樹非凡」。

中醫說精、氣、神，神是在最尖端的。神的物質基礎是氣，氣的物質基礎是精。我們看一個人身體特別好，表示他的精足，精足則氣足，氣足自然神足。

神有餘則笑不休

「神有餘」代表這個人很樂觀，每天笑呵呵的。看他的眼神會感覺非常清澈，就像新生兒的眼神。神有餘的人，行為比較大方，臨事比較剛毅，在眾人面前不膽怯，坐如鐘，睡姿比較舒坦，語速非常勻緩，話非常少。

神不足則悲

《黃帝內經》說：「神不足則悲」，如果一個人神不足，他會很悲觀。

幾年前，我曾給一個太原的年輕人看病，當時他來到我的診療室時，眼神就像喝了酒一樣，似睡非睡，似醒非醒，飄移不定，猶豫不決，非常膽怯。坐著的時候還到處動，面部表情比較呆滯。這就是神不足，整個人非常悲觀。他得的是憂鬱症，因為手淫引起的。

04

看眼識病

為什麼有人會睜著眼睛睡覺？

在臨床上，經常看見一些人神昏欲寐——眼睛閉著，一副昏昏欲睡的樣子。

中醫講，「肝開竅於目，目為心之使」，是說我們的眼睛反映了心和肝的問題。臨床上一些眼睛外凸的患者也屬於肝陽上亢的類型。

我經常見到睡覺露出眼睛的小孩，這在中醫裡叫作昏睡露睛，原因是脾胃比較虛弱。

遇到這種情況，可以在家裡給孩子做一些簡單的推拿來幫他調理，例如可以用捏脊法，來調節孩子臟腑的功能；

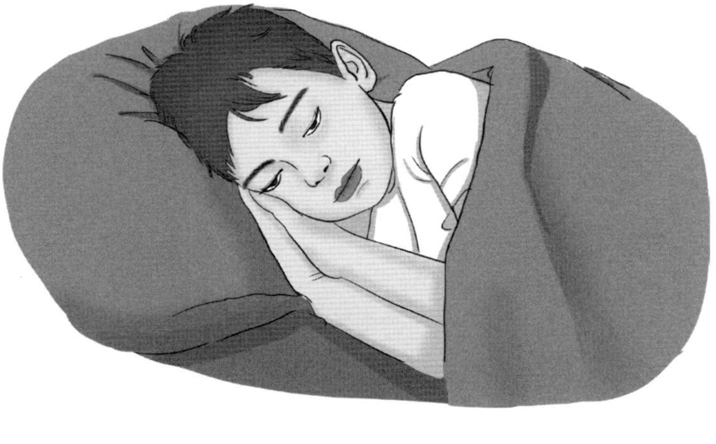

常露睛睡的孩子，脾胃比較虛弱。

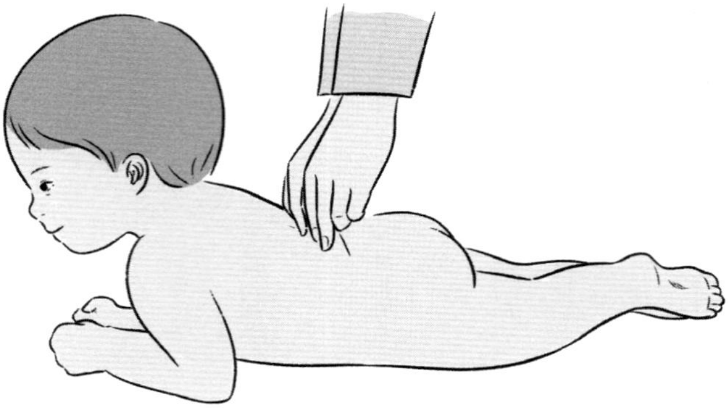

捏脊可以促進孩子的氣血運行。

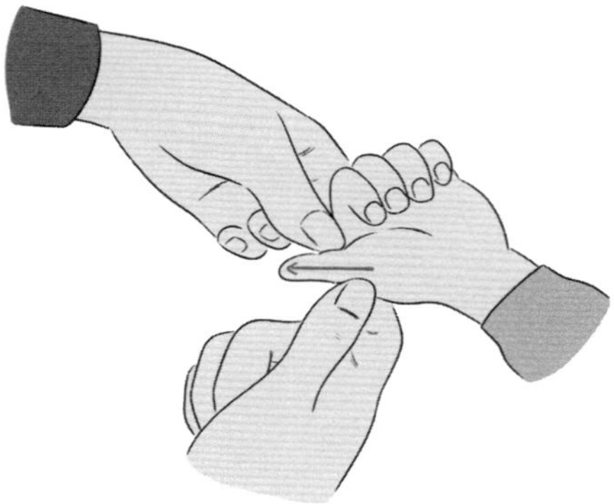

常給孩子推脾經，可以起到健脾和胃、
補益氣血、清熱利濕、化痰止嘔的作用。

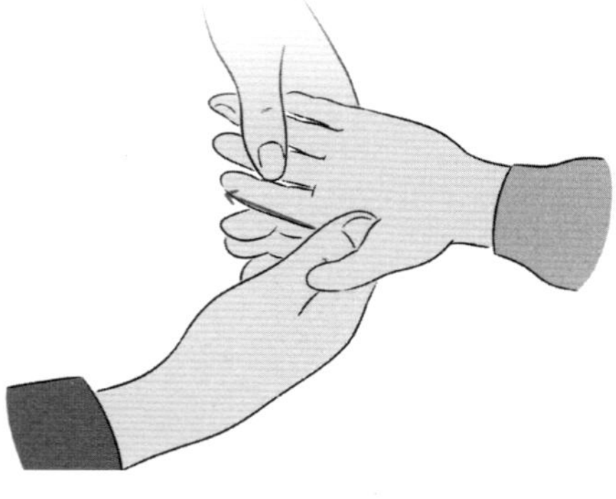

推大腸經，不僅可以預防濕疹，還
可以把體內的火氣都排掉。

還可以推脾經、大腸經，如果不知道穴位在哪，就按摩孩子的手指（小兒推拿中大腸經位於食指，脾經位於拇指），因為中醫講「陽氣起於四末（手指的末梢）」。

其實，睡覺時眼睛微閉、閉不實的人，不光只有小孩子，成人出現這種症狀的也很多，多見於危症患者，例如，腦昏迷、肝性腦病變、尿毒性腦病變等。

為什麼有的人眼球會外凸或凹陷？

為什麼有的人眼球會外凸？

這種人有可能是甲狀腺亢進。事實上，很多人不知道自己得了甲狀腺亢進，但別人一看，「喲，你的眼球怎麼凸出來了」，結果一查是甲狀腺功能亢進。

第二種情況就是肺脹，相當於哮喘。有的人經常喘，因為缺氧憋脹，胸腔的壓力大，眼球就凸出了。

第三種情況就是精神疾患。一般情況下，正常人的眼神是比較靈活的，但是精神疾病患者的眼神是直

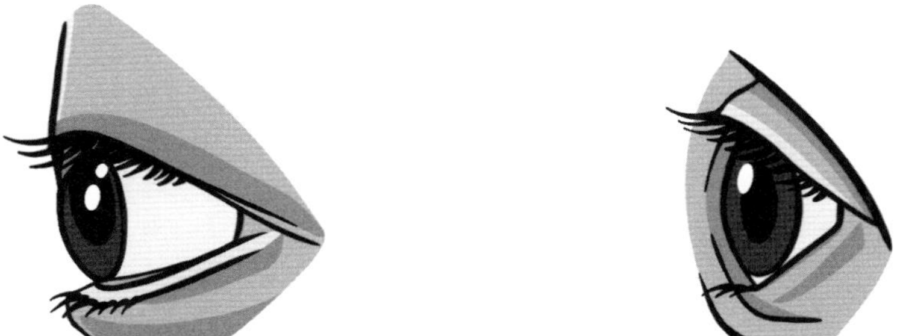

無論是眼球外凸還是凹陷，都要儘快去醫院做一下檢查。

勾勾的、不靈活，這些人也會出現眼球外凸的情況。

為什麼有的人眼球會凹陷？

眼球凹進去常見於病危的情況，例如腫瘤晚期的患者，因腹瀉、嘔吐，導致其體內的內容液、血容量減少致使眼窩深陷。另外，熬夜過度會耗傷人的精血，也會導致眼窩內陷。

為什麼眼皮會耷拉下來？

眼瞼下垂分兩種情況，一種是兩側都下垂，另一種是只有一側下垂。

如果是雙眼瞼下垂，中醫叫作瞼廢，這種一般屬於先天不足，脾腎嚴重虧虛，比較難治療，因為這是先天的問題。

還有一種情況，就是一側眼瞼下垂。原來是正常的，突然一側眼瞼下垂，這種現象常見於一種非常嚴重的病，叫重症肌無力。

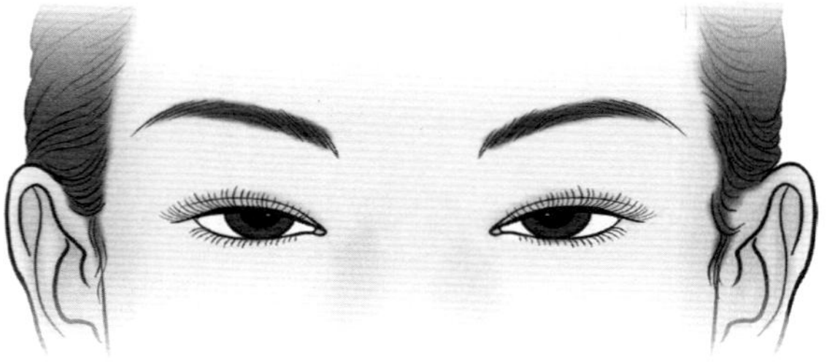

雙眼瞼下垂的人，大多數先天不足，脾腎虧損；一側眼瞼下垂的人，則可能得了重症肌無力。

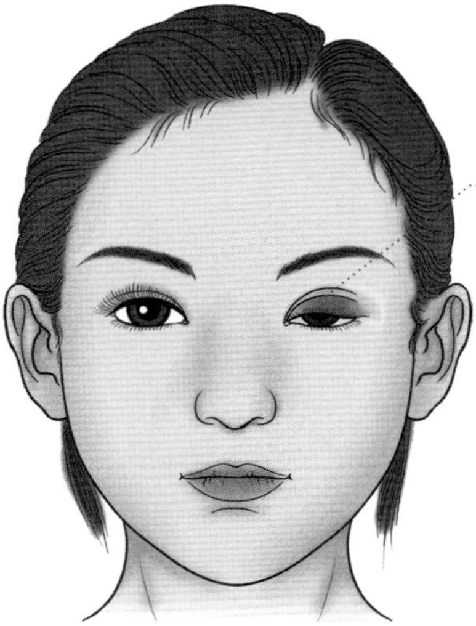

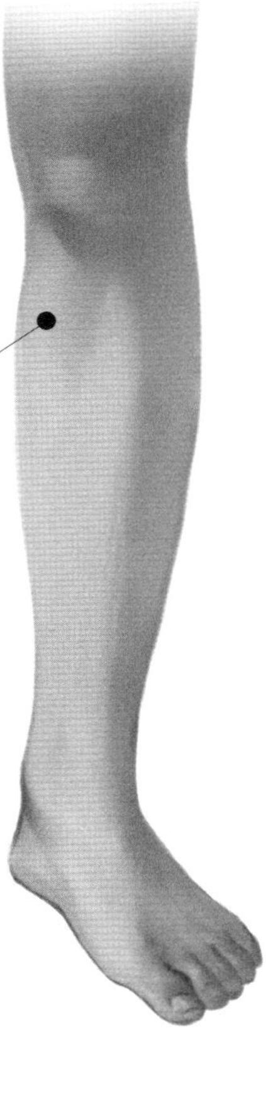

經屬：足太陰脾經。

位置：位於小腿內側，膝下脛骨內側凹陷中，與足三里穴相對。

應用：具有健脾利濕、益氣固本、消腫止痛的作用。

眼睛水腫是什麼原因？該怎麼辦？

有一些人的眼睛容易水腫，但通常睡一覺就會好。

有些人睡了也還是腫，甚至整個臉都是腫的，這在中醫裡叫作陽水，表示這個人的腎功能不是很好，多見於急性腎炎。

我們可以經常按摩陰陵泉，這個穴位利水，當感覺自己眼睛發腫的時候就可以按摩一下。

得了麥粒腫，在耳尖放血就好了

引起麥粒腫（瞼腺炎，俗稱針眼）的原因是什麼呢？

一旦皮脂腺的腺體分泌不暢、堵塞了，引起皮脂腺的炎症，就叫麥粒腫。這個病很常見，也非常好治療，只需要在耳尖放血，

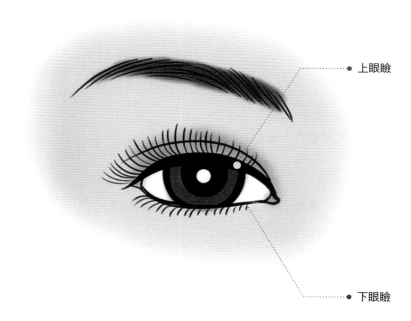

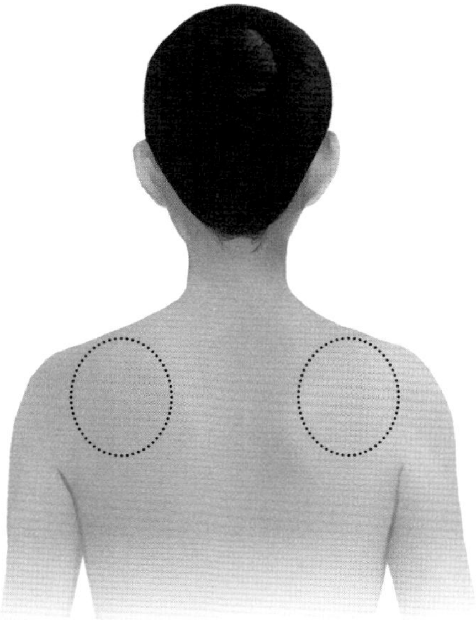

麥粒腫發生在上眼瞼，可在肩胛骨放血。

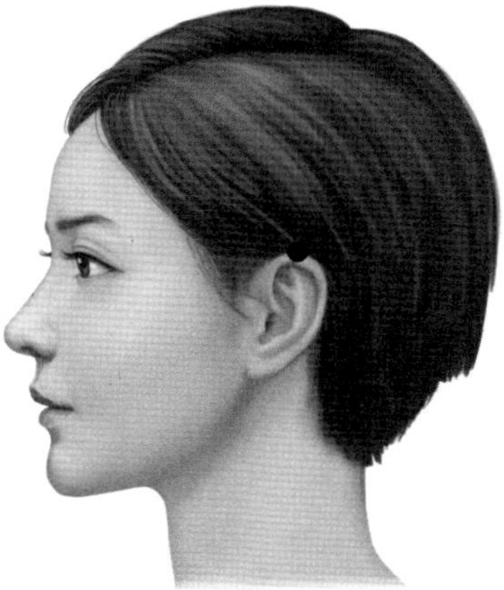

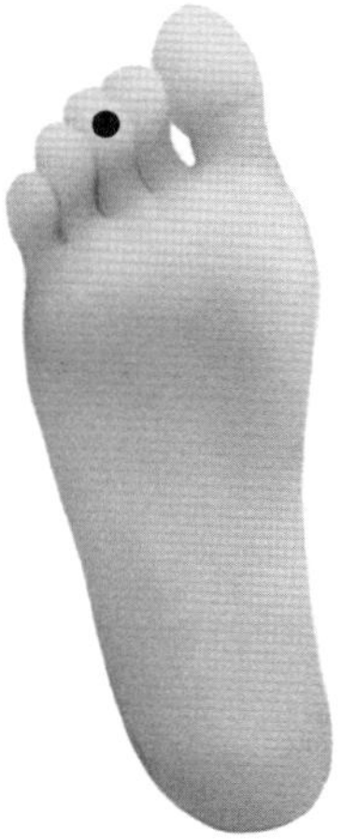

麥粒腫發生在下眼瞼，可在耳尖或足中指放血。

一般來說一天就好了。放血的時候，用採血針將耳尖刺破，擠出黑血數滴，放一隻耳朵、兩隻耳朵都可以。此外，麥粒腫發生在上眼瞼和下眼瞼，治療時也有區別。

麥粒腫發生在上眼瞼，是足太陽膀胱經的問題，除了在耳尖放血，也可以在後背肩胛骨放血；麥粒腫發生在下眼瞼，是足陽明胃經的問題，也就是跟胃火有關，除了在耳尖放血，也可以在足中指放血。

第五章

看鼻識病

鼻子是脾胃的反射區，脾胃健康與否，透過鼻頭的顏色就能看出來。而鼻子歪，通常是頸椎不好的表現；鼻孔外張，則可能有哮喘。

看鼻識病（請參照p22、p23、p24圖示）

鼻子有通氣的功能，是呼吸通道。肺主呼吸，鼻為肺之竅。鼻主嗅覺，鼻的通氣和嗅覺功能正常與否，均與肺臟功能密切相關。肺氣足，則呼吸通暢，嗅覺靈敏。

鼻頭發青　陽氣不足

「鼻頭色青，腹中痛」，鼻梁發青或鼻頭發青，會經常肚子疼。「青」主瘀血、主寒，鼻頭色青的人，基本體質陽虛。陽虛體質的女性，最好不要穿露臍裝，盡量少吃生冷的食物。

鼻頭發黃　脾虛或血虛

因為這些虛證或者寒證導致氣血無法濡養鼻子，故而出現鼻頭發黃。

鼻頭發白　氣血不足

鼻色發白，多是氣血虛；若鼻頭白，多是女性月經不調或男性剛進行完房事。

鼻頭發黑　代謝異常

鼻頭有微黑色，說明體內有水飲，或者是腎虛。中醫認為，色黑屬腎，腎主水液代謝，所以黑色反應了水液代謝的異常。

鼻翼迎香穴發紅　腸胃失調

迎香穴是大腸經和胃經的交會穴，它反應了大腸和胃的情況。如果一個人鼻翼旁的迎香穴發紅，那麼這個人不是便祕，就是有痔瘡。

鼻子毛孔粗大　體內濕氣重

如果一個人的胃腸中有濕氣，濕所生的蟎蟲就會在相應的反應點——鼻頭出現。鼻翼、鼻頭是大腸和胃的反應點，所以很多人的鼻翼、鼻頭上會有蟎蟲。

01

氣色好不好，首先看鼻子——明堂

鼻子，位於人面部的中央，又叫明堂，是中心的意思。《黃帝內經・靈樞》說：「脈出於氣口，色見於明堂。」意思是，透過摸脈來診斷脈氣，而看氣色首先看明堂。

《黃帝內經・靈樞・五閱五使》裡說，「五色獨決於明堂。」意思是，五種氣色（青、赤、黃、白、黑）都可以從鼻子來分辨。

能活到百歲的人「明堂廣大」

什麼樣的人能長壽呢？

長壽的人五官都非常大，輪廓清晰，即

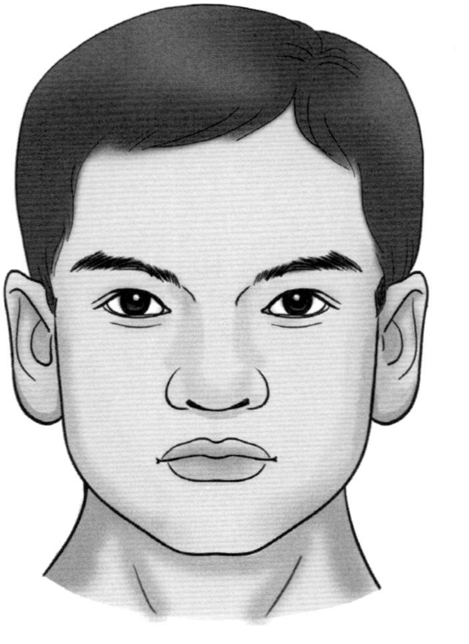

額頭飽滿，鼻子、耳朵都很大的人，大多長壽。

「五官已辨」；額頭會非常飽滿，即「闕庭必張」。接下來再看，鼻子很大，即「明堂廣大」，「廣」指寬度，「大」指厚度，一個長壽相的鼻子，要長、要大，且豐滿。但也不是無限制的，要和一個人的面部配伍比例合適，看起來舒服才好。如果只是大但不協調，也只是有其形而不得其神。

「蕃蔽見外，方壁高基，引垂居外」——頰側和耳朵一下從正面就能看到，顯露於外，「方壁（耳朵）」很大，而且很高，連耳垂你都能看到——「引垂居外」。那麼，這種面相的人「壽中百歲」——就是長壽之人。

鼻子是脾胃的反射區：紅鼻頭、酒糟鼻表示什麼？

《黃帝內經》中說，肺「開竅於鼻」，

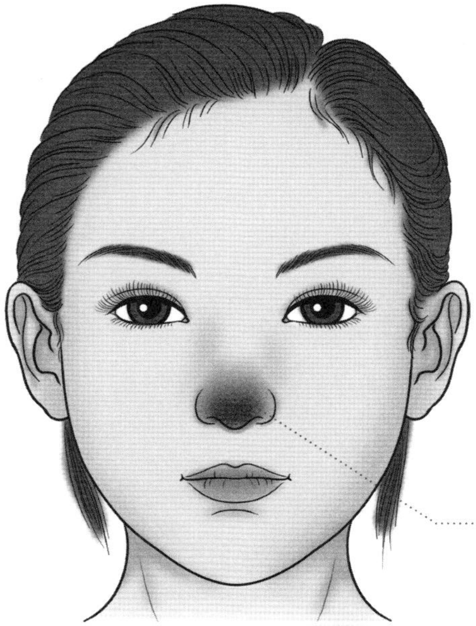

所以透過看鼻子就能看肺的情況。

在中醫裡，脾胃屬土，肺屬金，土生金，所以一個人的脾胃好，肺就好；脾胃弱，肺就差。臨床上，一個脾胃虛弱，經常便溏（大便不成形）的人，會時常咳嗽、吐白痰；一個肺功能不好的人，消化功能一般比較差，會經常便祕。總之，脾胃和肺是相互影響的。

在生活中，如果鼻子上出現一些病理變化，就會反映出相應的疾病，最常見的就是紅頭鼻。紅是炎症的反應，代表上火。如果一個人的鼻頭發紅，就表示他的脾胃有熱。

很多人有酒糟鼻，這也是因為脾胃有濕熱所致。

鼻子發青或鼻梁兩側有青筋表示什麼問題？

小兒驚風的時候，鼻子容易出現色青。還有，很多女性的皮膚非常白皙，在她的鼻梁兩側能看到青筋暴露，這說明她可能經常痛經，而且一受涼就會月經不調。

在《金匱要略》裡，張仲景已經總結了，他說「鼻頭色青，

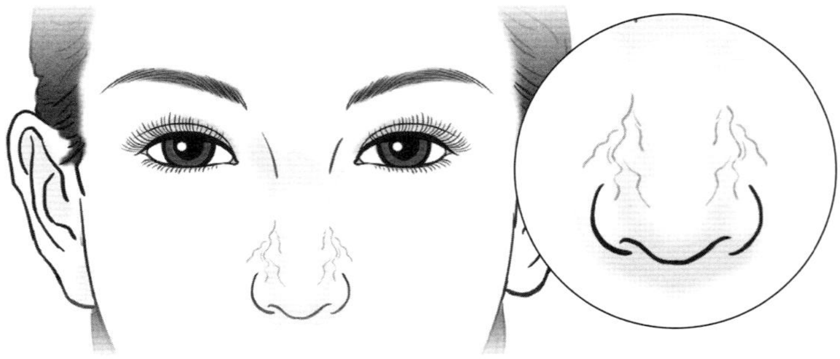

鼻梁兩側有青筋，或鼻頭發青，表示經常肚子疼，一受涼就月經不調。

腹中痛」，意思是一個人鼻梁發青或鼻頭發青，一定經常肚子疼。

「青」主瘀血、主寒，所以一看到鼻頭色青，差不多就可以判斷其人體質陽虛。

對於陽虛體質的女性來說，一定要注意保暖，不要穿露臍裝，儘量少吃生冷的食物。

鼻頭發黃表示什麼問題？

在生活中，鼻子發黃預示這人就快生病了。還有可能是脾虛或者血虛，因為這些虛證或者寒證導致氣血無法濡養鼻子，故而出現發黃。如果發現孩子或自己的鼻頭發黃，可能是受外寒發燒了，可以用一些解表藥，例如桂枝顆粒、桂枝湯等，在沒有症狀的時候就可以用，因為桂枝湯是一個健脾的藥，還具有解表、抗病毒的作用。

鼻頭發白表示什麼問題？

一個經期剛結束的女性，她的鼻頭就會比平時白，這是因為她經期失血了，所以鼻頭發白。一個男性突然出現鼻頭發白，也屬於失血，但是男性的血不叫血，叫精。很多男性同房完之後，他的鼻頭會白，或者有的人有手淫習慣，也會鼻頭發白。

鼻頭發黑表示什麼問題？

臨床上，鼻頭發黑的人比較少見。張仲景在《金匱要略》裡用了一個非常好的詞，他說：「鼻頭色微黑者，有水氣。」「微黑」是什麼顏色呢？生活中，有一些人一看感覺好像兩天沒洗臉了，或者給人感覺是他的臉怎麼洗也洗不乾淨，這種顏色就是微黑。如果一個人的鼻頭有微黑色，就表示他體內有水飲，或者是腎虛。中醫認為色黑屬腎，腎主水液代謝，所以黑色反映了水液代謝的異常。

對於這種人，中醫常用的辨法是補腎。例如，可以按摩太溪穴、湧泉穴，或吃一些補腎的藥物，當然還是要經過醫師的指導。

補腎有一個簡單的方法：把雙手的拳眼對著脊柱的兩側反覆地搓，把腰部搓熱就可以補腎。

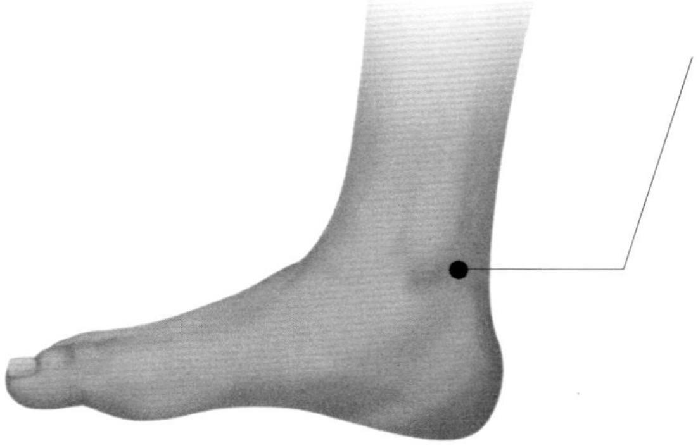

太溪穴

經屬：足少陰腎經。

位置：位於足內側，內踝後方與腳跟骨筋腱之間的凹陷處。

應用：主治腎臟病、牙痛、喉嚨腫痛、氣喘、支氣管炎、手腳冰涼等。

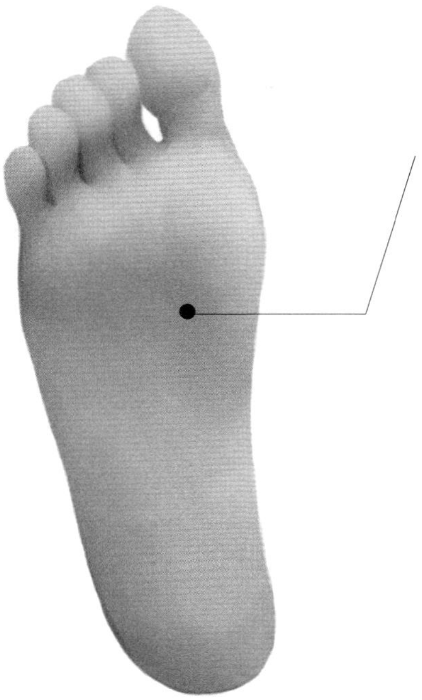

經屬：足少陰腎經。

位置：位於足底部，蜷足時足前部凹陷處。

應用：具有補腎強體、備孕暖宮的功效，同時也可以調理血壓。

經常搓一搓後腰，能促進全身氣血運行及溫煦腎陽。

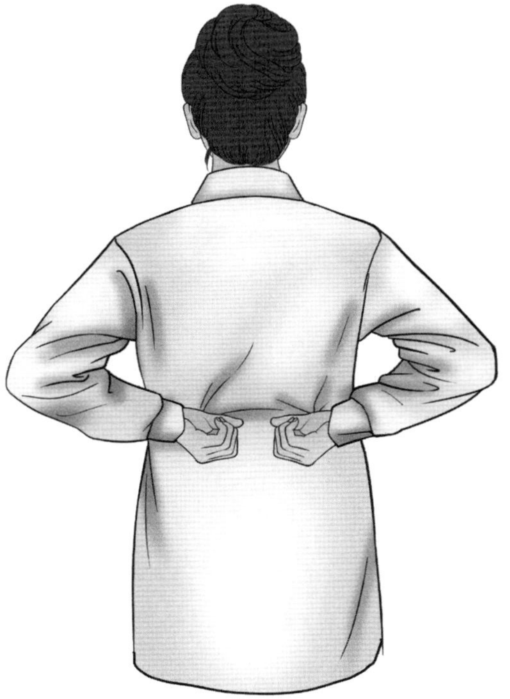

鼻翼旁的迎香穴發紅，不是便祕，就是有痔瘡

記得我上大學的時候，一次上實驗課，有一個同學遲到了。他一進來，老師就說：「是你這兩天是不是便祕？」同學說：「是的。」

當時我就震驚了，這個同學跟老師沒有交流，老師只是看了他一眼，就知道他這兩天便祕，為什麼呢？下課我就跑到老師跟前，問：「老師您怎麼看出這個同學便祕的？」

老師說：「很簡單，他鼻翼旁的迎香穴發紅。」

迎香穴是大腸經和胃經的交會穴，它反映了大腸和胃的情況，如果鼻翼旁的迎香穴發紅，那麼這個人不是便祕，就是有痔瘡。

如果是便祕，我們可以喝一些牛蒡茶來

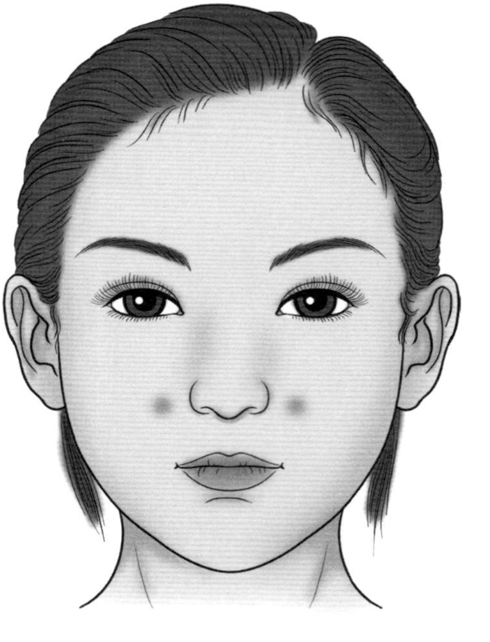

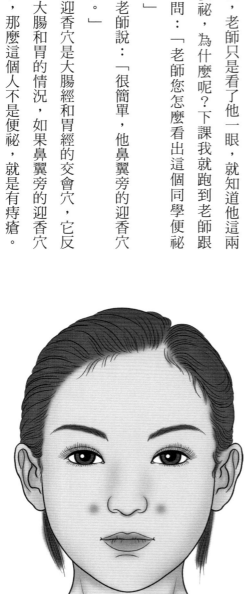

迎香穴發紅，不是便祕，就是有痔瘡。

通便，泡水代茶飲；如果是痔瘡，可以喝一些槐花茶，用槐花泡水就可以，槐花是治療痔瘡的第一藥。

鼻頭毛孔粗大的人，體內濕氣重

很多人鼻頭上的毛孔比較粗大，這些毛孔裡面有很多蟎蟲——其實是便溏（拉稀）的表現。

遇到這種情況，可以艾灸肚臍來治療，艾灸肚臍有健脾化濕的功效。

中醫認為，「濕生蟲」。事實上，如果一個人的胃腸中有濕氣，濕所生的蟎蟲就會在相應的反應點——鼻頭出現。鼻翼、鼻頭是大腸和胃的反應點，如果體內濕氣重的話就會生蟲，所以很多人的鼻翼、鼻頭上會有蟎蟲。

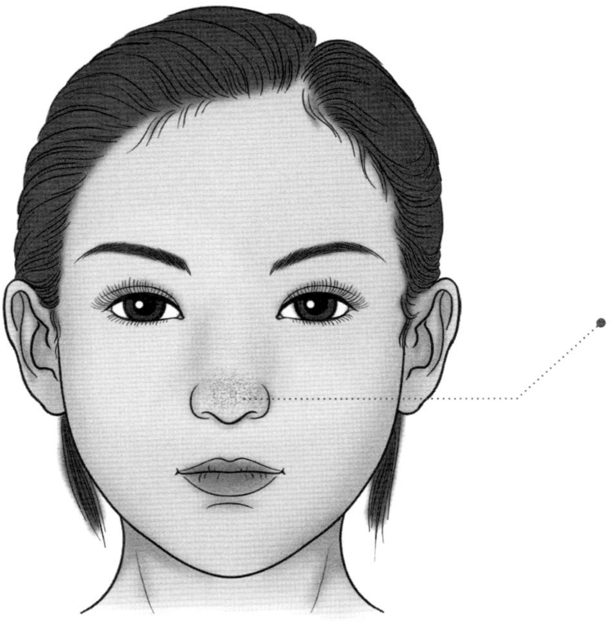

02

鼻子真的能被氣歪嗎？

如果頸椎不好，向一側偏歪，口鼻也會偏歪

很多人的鼻子會出現一些異常，比方說歪、腫等情況，這能反映出一個人的身體狀況。

我們都知道，小動物的尾巴是用來調節身體方向的。其實，人的身體有個地方，就是鼻子，也可以調節身體的方向。

前一段時間，有個人來找我看病，一坐下來還沒張口，我就說：「你的頸椎不好。」患者非常驚訝：「我就是來看頸椎病的，醫師您怎麼知道我頸椎不好？」

我怎麼看出來的呢？他的鼻子已經出賣了他的頸椎。

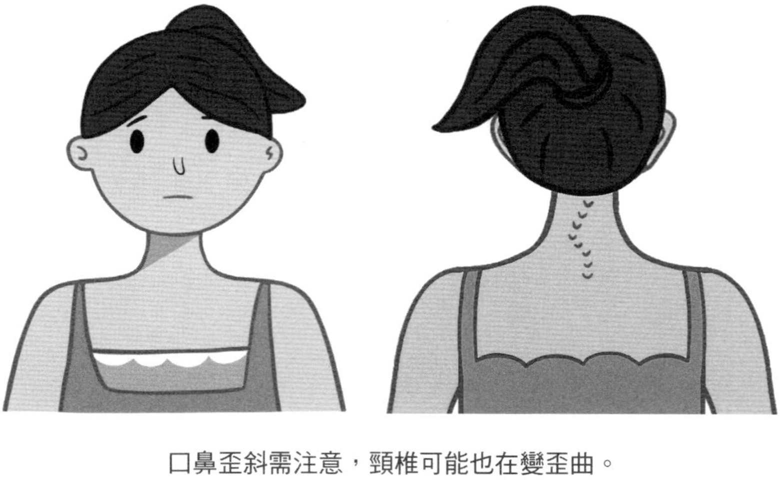

口鼻歪斜需注意，頸椎可能也在變歪曲。

一般來說，正常人的鼻子是直的，如果頸椎向一側偏歪時，鼻子也會向同側偏歪。人體內有條隱祕線，就是肌筋膜。當一側的肌筋膜緊張時，它就會把整個軀體、面部、五官都往某個方向上拉。所以，當看到一個人的鼻子歪了，他的嘴和眼，包括他的抬頭紋，也都是向同側偏歪的。

我們的頸椎是有一個曲度的，在頸椎後面有一些肌群，像肩胛提肌、斜方肌等，會把頸椎往後拉。在頸椎橫突上的斜角肌，會把頸椎往前拉，如果這兩側斜角肌的力量不對稱，就會把頸椎拉歪，同樣把面部的五官也拉歪了。

為什麼生氣能把鼻子氣歪？

斜角肌是把我們的頸椎往前拉的，如果頸椎的曲度變直，就是斜角肌的問題，並且斜角肌正好位於身體的足少陽膽經上，跟我們的情緒有關，受情緒的影響很大。中醫的肝膽以及肝膽經相當於現代醫學的邊緣平滑肌系統，而邊緣系統是受情緒影響的。

當一個人出現頭抖動或面部歪斜時，他的情緒是不良的，也就是說生氣真的能夠把鼻子氣歪——情緒不良可以引起平滑肌痙攣，身體兩側的肌肉張力不對稱，就會出現身體一側力量大於另一側，身體中央的體表器官就會出現歪斜，甚至中風。

針對頸椎病導致鼻子歪的情況，可以在緊張的斜角肌處進行按摩、拔罐、刮痧、針灸，以及調節情緒來恢復斜角肌的硬力，慢慢地鼻子就會恢復到正常位置了。

鼻孔外張的人，可能有哮喘

《黃帝內經》中說：「肺病者，喘息鼻張。」例如，當一個人因肺病經常哮喘，他鼻子的外形就會變化——鼻孔外張，我們叫作鼻張。而且因為長時間缺氧，還會導致嘴唇發紫。

在生活中，很多小孩子都有過敏症，進而會引起哮喘。尤其到了晚上，激素一降低，孩子的氣道會狹窄，滲出液增多（氣道水腫），肺通氣不良了，就會出現哮喘。

通常，如果患了哮喘，發作的時候，氣道伸縮增多而變狹窄，肺通氣不良，找不到支氣管擴張劑來噴，就會憋得很難受，嚴重的會導致窒息。哮喘時支氣管擴張劑可以快速擴張氣道。如果暫時沒有藥物，可以點刺素髎穴、人中、四縫穴來緩解症狀，這些穴位都是內源性釋放激素的地方，在必要時可以救人一命。

請大家記住，哮喘發作的時候一定要快速止喘，但如果想除根就一定要從補腎入手。中醫認為哮喘是腎陽虛導致，所以有哮喘的人在平時不僅要遠離寒涼刺激，還要注意補腎。中醫補腎的藥物，如紫河車、蜂房、蛤蚧等，平時吃一些，可以預防哮喘發作。

延伸閱讀

在素髎穴扎針或點刺四縫穴，能快速緩解哮喘症狀

在中醫裡，面部的一些穴位可以用在急救上。

例如，人中就是「激素」，這個地方一按特別疼，我們的交感神經在這兒彙集，只要一刺激這個地方，交感神經系統一興奮，就可以釋放內源性的激素。

另外，中醫治療哮喘，例如看到這個人喘不上氣來了，往往在素髎穴扎一針或點刺四縫穴，就能快速緩解哮喘症狀。

延伸閱讀

為什麼現在得頸椎病的人那麼多？

頸椎病跟頸椎的不良使用有關。現在低頭族越來越多了，尤其是伏案工作的白領。人體頭部重量約為5.4公斤，當你稍微低頭15度看手機時，頸椎承受重量會達到12.2公斤，而低頭約60度時，頸椎彎曲的壓力能重達27.2公斤。長此習慣性低頭，再好的頸椎也會出現問題。

如果手機跟我們的眼睛是平視的，就對頸椎沒有傷害。只要低頭，不管是玩手機，還是看電腦，都會對頸椎產生傷害。再好的頸椎日積月累承受重量，也會得頸椎病。

古人讀書的時候，都是從上往下、搖頭晃腦，一直在活動著自己的頸椎，而且古代人寫字是豎著寫的，非常科學。我們的椎動脈穿過橫突，如果橫著寫字，會擠壓椎動脈，導致腦供血不足，而點頭的時候是促進椎動脈供血，對大腦和頸椎都是一種保護。

第六章

看耳識病

《黃帝內經 · 靈樞》裡說：「蔽者，耳門也。」什麼是蔽？就是耳門的意思。透過看耳朵，就能看出這個人能不能活到一百歲。

01

耳朵大有福嗎？

耳朵厚大的人能活一百歲

《黃帝內經．靈樞》裡說：「蔽者，耳門也。」什麼是蔽？就是耳門的意思。透過看耳朵，就能看出這個人能不能活到一百歲。

《黃帝內經》裡寫耳朵要怎麼看呢？

第一，耳朵「方且大」。方是指耳朵有厚度，大是指耳朵面積大。

到底有多方、多大呢？「去之十步，皆見於外。如是者壽，必中百歲。」意思是說，在十步之外，一眼就能清晰地看到一對大耳朵，這樣的人，一定會享百歲高壽。

現代醫學也驗證了，研究者們發現，決定人體壽命的基因同樣也決定了我們耳朵的大小。

有國外研究者收集了二百五十六名六十～九十歲的老人，以及中國三百四十四名九十～一〇四歲的老人的耳朵特徵，進行比較後，發現九十歲以上的男性老人耳朵的平均值（耳朵長度之和除人數）

是七．一三公分，女性是六．五八公分，這是個長壽組。而六十～六十九歲男性老人耳朵的平均值是六．九三公分，女性是六．五公分——我們的資料也是這樣，耳朵越大越容易長壽。

西醫是從基因上解釋的，而中醫認為，「腎開竅於耳」，腎是先天之本，相當於一個人來到世上，老天給你多少元氣，你就能活多長。打個比喻，元氣就像家裡煤氣罐裡的煤氣一樣，人來到世上的時候有的人抱著一個二十五公斤的煤氣罐（耳朵大的），有的人抱了一個十二．五公斤的煤氣罐（耳朵小的）。

但是，不管先天的元氣誰多誰少（煤氣罐裡的煤氣誰多誰少），後天如果不注意節約、保養，說不定什麼時候這煤氣罐裡的氣就浪費完了，或者突然爆炸了。所以，如果老天給了我們一個非常好的條件，就要懂得去保養，儘量讓煤氣罐裡的氣（元氣）消耗得慢一些。

不是所有耳朵小的人都短壽，耳朵大的人都長壽

當然，不是所有耳朵小的人都短壽，雖然很多人來到世間的時候只帶了「十二．五公斤的煤氣罐」，可是如果用得少，加上有加氣站——就是中醫說的「添油續命」，那情況就不一定了。

一般人來到世上，「煤氣罐裡是不能再添氣的」——人的先天元氣是有定數的。但是有的人後天有很多辦法可以往裡面偷偷加氣，例如，孫思邈真人是二十多歲才開始學醫的，他為什麼學醫？就是因為自己身體不好，天天病病歪歪的，一看就不是長壽之人，但最後孫真人活了一四一歲。因為他有一些方法，可以往自己的「煤氣罐」加氣，而且他本身的元氣消耗得很少。

中醫裡有很多祕訣，可以透過後天來補先天的不足，例如在前面談到的呼吸法門（就是透過鍛鍊呼吸的養生方法，中國古代的養生方法都需要配合呼吸，透過關注呼吸來調節人體的精氣神），以及用手的拳眼搓腰眼的方法。當然中醫還有很多藥物也可以補腎，如金匱腎氣丸等等。

方法有很多，但更重要的是需要持之以恆地練習。大道至簡，最高深的東西都是最簡單的，只要功夫一到自然就成了。所謂功夫就是時間，你花費的時間到了，心血用了，功夫就出來了。長此以往，堅持用這些方法給自己補腎，腎和耳朵是可以改變的。

02

耳朵與五臟有什麼緊密聯繫？（請參照p25圖示）

耳朵是迷走神經經過之處

《黃帝內經·靈樞》裡說：「腎開竅於耳」、「腎氣通於耳，腎和，則耳能聞五音矣。」這說明耳朵跟腎臟有非常密切的聯繫。首先，從外形上來看，耳朵跟腎臟長得非常像。我們的兩個腎一高一低，而兩隻耳朵也不是在一條線上的，也是一隻耳朵偏高，一隻耳朵偏低。

現代醫學是如何看待耳朵的呢？

腦神經有十二對，其中有一對叫作迷走神經，它是第十對腦神經，也是腦神經中最長的一對，它一直伸展到腸道。除了我們左側的降結腸和乙狀結腸沒有迷走神經的分佈，基本上從頭出來，咽喉、氣管、肺臟、心臟、胰腺、胃，整個小腸、升結腸和橫結腸，還有腎上腺、腎動脈、膀胱、子宮都在受迷走神經的支配。

迷走神經對我們的健康影響特別大，如果能夠「治療」迷走神經，基本上就能夠治療所有的內臟疾病。

另外，雖然迷走神經是內臟運動神經，但是它還分佈在耳朵的後面和耳甲艇以及耳甲腔，相當於在耳朵上留的一個後門。

關於迷走神經的研究，是現代醫學一個很大熱點。例如現在國外治療癲癇、精神病、躁鬱症、焦慮症、憂鬱症、糖尿病等就是用刺激迷走神經的方法。

《黃帝內經．素問》裡也講過：「邪客於手足少陰太陰足陽明之絡，此五絡皆會於耳中，上絡左角，五絡俱竭，令人身脈皆動，而形無知也，其狀若屍，或曰屍厥。」如果一個人突然昏倒，「其狀若屍」，就表示他得了癲癇。此時，醫師會給患者扎耳朵的耳郭——迷走神經經過的地方。

腎虛的人耳朵沒有彈性，一捏就軟了：「耳者，腎之官也」

《黃帝內經》裡說：「耳者，腎之官也」，意思是耳朵可以反映腎的功能情況。

一個健康人的耳朵是非常有彈性的，能支起來。腎虛的人的耳朵沒有彈性，一捏就軟了。很多腎虛的人，耳朵外面的一圈是萎縮的，會自己往裡捲，或者有點乾燥，就像蘋果放久了沒有水分，乾癟的那種感覺。

《黃帝內經》裡又說：「腎病者，顴與顏黑。」實際上，人腎虛後的臉就像洗不乾淨一樣，臨床上，如果一個人的臉呈現這種洗不乾淨的狀態，通常是比較嚴重的腎病。例如腎功能不全的患者，肌酸酐高了，臉看上去就像幾天沒洗一樣。對於這種情況，中醫一般會用蒲公英、牡蠣、大黃各30公克，熬水之後灌腸，大便一通，肌酸酐就下來了。

如果是腎虛的女性，臉上還會長黃褐斑。基本上，四十歲左右的女性臉上都會長一些黃褐斑。遇到這種情況，可以在平時吃一些補腎藥，例如左歸丸、右歸丸來調理。

刺激耳朵就可以補腎

耳朵跟腎臟透過迷走神經連接，刺激耳朵時，就是在刺激迷走神經，由此可以改善腎功能。如何改善腎功能呢？——最簡單的是搓耳朵，把耳朵搓紅、搓熱。

懂針灸的人也可以用梅花針叩耳，或者拿王不留行籽按壓耳甲艇和耳甲腔，一個星期壓一次到兩次，然後每天按揉，每個穴位按揉三～五分鐘，只要能夠刺激耳甲艇和耳甲腔，都可以興奮迷走神經，不光可以補腎，益壽延年，還可以治耳聾。

生活中有很多人喜歡掏耳朵，掏耳朵也是在興奮迷走神經。但如果損傷了外耳道，那肯定是不好的——掏耳朵輕柔是好的，粗暴就不好了。

延伸閱讀

梅尼爾氏症如何調治？

我有一個患者，患的是梅尼爾氏症（表現為旋轉性眩暈、波動性聽力下降、耳鳴和耳悶脹感），當時她的兒子在英國當教授，帶她去英國看眩暈病最厲害的醫師專家，醫師告訴他，「把聽神經切斷，就不暈了」。

但患者不想什麼聲音都聽不見，所以不接受切斷神經的治療方法。後來，她回國後找到我，我很快就把她治好了，方法非常簡單，就是採用刺激迷走神經的方法。

現代醫學發現，臨床上七〇％的眩暈跟迷走神經及耳朵有關，三〇％的眩暈跟椎動脈有關，也就是耳性眩暈和頸性眩暈。

大家可以試試，只要不是耳石症（耳石症需要復位）引起的眩暈，也不是椎動脈引起的眩暈，那就是耳性眩暈了，只要刺激迷走神經——找一枚梅花針，叩打自己的耳郭，五～十分鐘眩暈就會消失（大部分病情較輕的人就不會再犯了）。

第七章

什麼樣的面相是健康的？

臉色反映了身體的不同健康狀態。臉色發紅，則體內有熱；臉色發白，則有寒證、虛症或失血；臉色發黃，則脾胃虛弱；臉色發青，則有痛症或寒證；臉色發黑，則有寒證、痛證或腎虛。

看臉色識病（請參照p20、p21圖示）

透過觀察一個人的面部皮膚顏色、光澤變化，可以瞭解其臟腑的虛實、氣血的盛衰、病性的寒熱、病情的輕重等。

臉色發紅　體內有熱

整個面部發紅表示這個人全身都熱。臉色發紅的實證的人，要注意補充腎陰、腎水，用水來治火。臉色發紅的虛證的人，會出現雙顴潮紅——突然一陣覺得自己身上烘熱，臉也紅了，多見更年期的女性。

臉色發白　寒證、虛證或失血

一個人臉色特別白，手摸上去比較涼，這是體內寒邪傷人的表現；一個人貧血，血管中紅血球的含量就低，皮膚色澤就會偏白。有一些女性在生理期崩漏或是大失血時，臉色是煞白的，沒有光亮。

臉色發黃　脾胃虛弱

臉色發黃，說明脾胃氣血不足，多見於月經過多的失血，或是氣血功能不足導致的便溏、腹瀉等問題。

臉色發青

痛證、寒證

中醫認為，肝主筋，青色主肝、主寒。也就是說，只要一個人臉上出現了青色——眼周發青、鼻梁發青、口周發青，能看到血管暴露，一般他身上都有疼的地方——身上有痛證、寒證，甚至是瘀血。輕的是肝鬱患者，比較善結善怒，會出現心絞痛、偏頭疼、四肢冰涼、痛經、胃疼、頸椎疼、腰疼、膝關節疼等症狀；重的是 B 型肝炎患者，甚至會得肝硬化、肝癌。

臉色發黑

寒證、痛證或腎虛

得了寒證、痛證（瘀血）等疾病的臉色發黑和腎虛的臉色發黑是不一樣的。腎虛的人往往血液循環不好，血液運行很慢，變成了瘀血，就會呈現暗色，透過皮膚看到的是黧黑，這種人小腿上的皮膚就像魚鱗一樣，中醫叫作肌膚甲錯。有痛證的人血液運行得特別慢，暴露出的青筋看起來是黑筋。最常見的是手上的大魚際或指尖關節能看到一些血管，如果這些血管發黑了，就是體內有瘀血導致的黑，屬於痛證。這種發黑還有一種多見於眼圈，尤其是下眼瞼的黑眼圈。這種眼眶周圍的發黑多見於腎虛水飲和寒濕帶下。如果是女性，她的白帶特別多，這是婦科病的反映。

01

四種長壽之相，你是哪一種？

眉毫不如鼻毫，鼻毫不如耳毫，耳毫不如項下條，項下條不如夜漕漕

長壽之相除了看耳朵還有很多，對此，《黄帝內經．靈樞》說：「眉毫不如鼻毫，鼻毫不如耳毫，耳毫不如項下條，項下條不如夜漕漕。」

生活中，好多八、九十歲的老年人，他們的眉毛特別長。有的人，尤其是男性，會發現自己的耳朵裡長出汗毛。還有的朋友，第二天早上起床照鏡子的時候，發現鼻毛長出來了……

很多人誤傳，說眉毛長長的叫眉毫，鼻毛長長的叫鼻毫，耳毛長長的叫耳毫。其實，這些說法是錯誤的。

「毫」是什麼呢？就是毫毛的意思，和長長的毛是不一樣的。我們要明白，一個人不是因為眉毛長才長壽，而是因為他長壽，眉毛才長的。

事實上，我們的眼珠生下來有多大，長大了就是那麼大，而眼裂（內眥點到外眥點的直線距離，也就是上、下眼瞼之間形成的裂隙）會一直變大。所以有人小時候看上去眼睛相對比較小，長大變大了，其實是眼裂變大了。不光是眼裂在長，我們的五官都在長，而眉毛也一樣，會隨著年齡增加不停地生長，變得更黑。

什麼是眉毫呢？

是在眉毛當中一種白色的、非常纖細的毫毛，而且非常柔軟。

眉毫很常見，人為什麼會長眉毫？是因為元氣滿滿才會長。

「眉毫不如鼻毫」是什麼意思呢？

鼻毫跟眉毫的特性一樣，只不過它長在鼻腔當中，也是非常纖細、柔軟的一種白色鼻毛，跟其他的鼻毛不一樣，也是充滿陽氣的表現。

鼻毫比眉毫更能體現一個人的陽氣充足。

「鼻毫不如耳毫」是什麼意思呢？

有的人耳朵裡長的毛也是白色的，很纖細、很柔軟。但我們大多數見到的耳朵外面長很多毛的，都是外耳道的多毛症，那是一種遺傳病。

耳毫比鼻毫更能體現一個人的陽氣充足。

「耳毫不如項下條」是什麼意思呢？

這個「項下條」指的是頸部的一些頸紋，像項鍊一樣。只有當一個人元氣滿滿的時候才會出現。

項下條比耳毫更能體現一個人的陽氣充足。

「項下條不如夜漕漕」是什麼意思呢？

生活中，我們發現很多人經常口乾，尤其是老年人，很多人到了半夜都有起來喝水的習慣，為什麼會出現這種情況？是因為人衰老之後，口腔黏膜的腺體就會越來越少，甚至壞死了。所以中醫講，「人到四十，陰氣自半」，意思是不管男人、女人，過了四十歲之後，口腔的黏膜就會開始變少，分泌的唾液就少，老人就更少。

所以很多老年人來看病，把舌頭伸出來，會發現他的舌苔是乾的，沒有唾液；也有很多老年人經常便祕，這表示他的腸道黏膜有壞死的情況。

但如果一個人保養得好，年齡大了之後，半夜嘴裡還會出現甘甜的口水，就叫作「夜漕漕」，這也是一種長壽之相。

老年人口中津液充足是最為長壽的徵象。

沒有眉毫、鼻毫、耳毫，應該補腎了？

前面講了四種長壽之人的面相，如果沒有這些面相該怎麼辦呢？

其實，沒有眉毫、鼻毫、耳毫、項下條、夜漕漕，也不要灰心，還有很多辦法可以幫助我們把腎氣充滿，進而達到長壽的目的。

第一，很多老年人都有腎虛的情況，一旦腎虛就會有夜起喝水的習慣，有一個方法比喝水還管用。是什麼呢？就是睡覺前泡一杯枸杞水，喝完再睡覺，晚上一般就不會再起來喝水了。

在中醫裡，我們的腎經從腳心起，終於舌頭下兩側的金津穴和玉液穴。如果一個人年紀大了，他的金津穴和玉液穴仍舊分泌液體，證明他的腎特別好。而一些腎虛的人，半夜會覺得口渴，所以晚上睡覺之前喝枸杞水可以補腎。這個方法是名醫張錫純的經驗，只要發現自己有腎虛的症狀都可以用。

第二個辦法，可以吞津，就是讓舌頭在口腔內攪動，促進口腔裡的唾液腺分泌唾液，使體內水分上升至口腔，透過唾液腺變為唾液，再慢慢嚥下，從而達到健身祛病、延年益壽的目的。

生活中，很多人習慣性地吐唾沫，這對身體是有壞處的，因為我們的唾液中含有大量的消化酶和性激素，吐多了，會導致消化不良和腎虛。

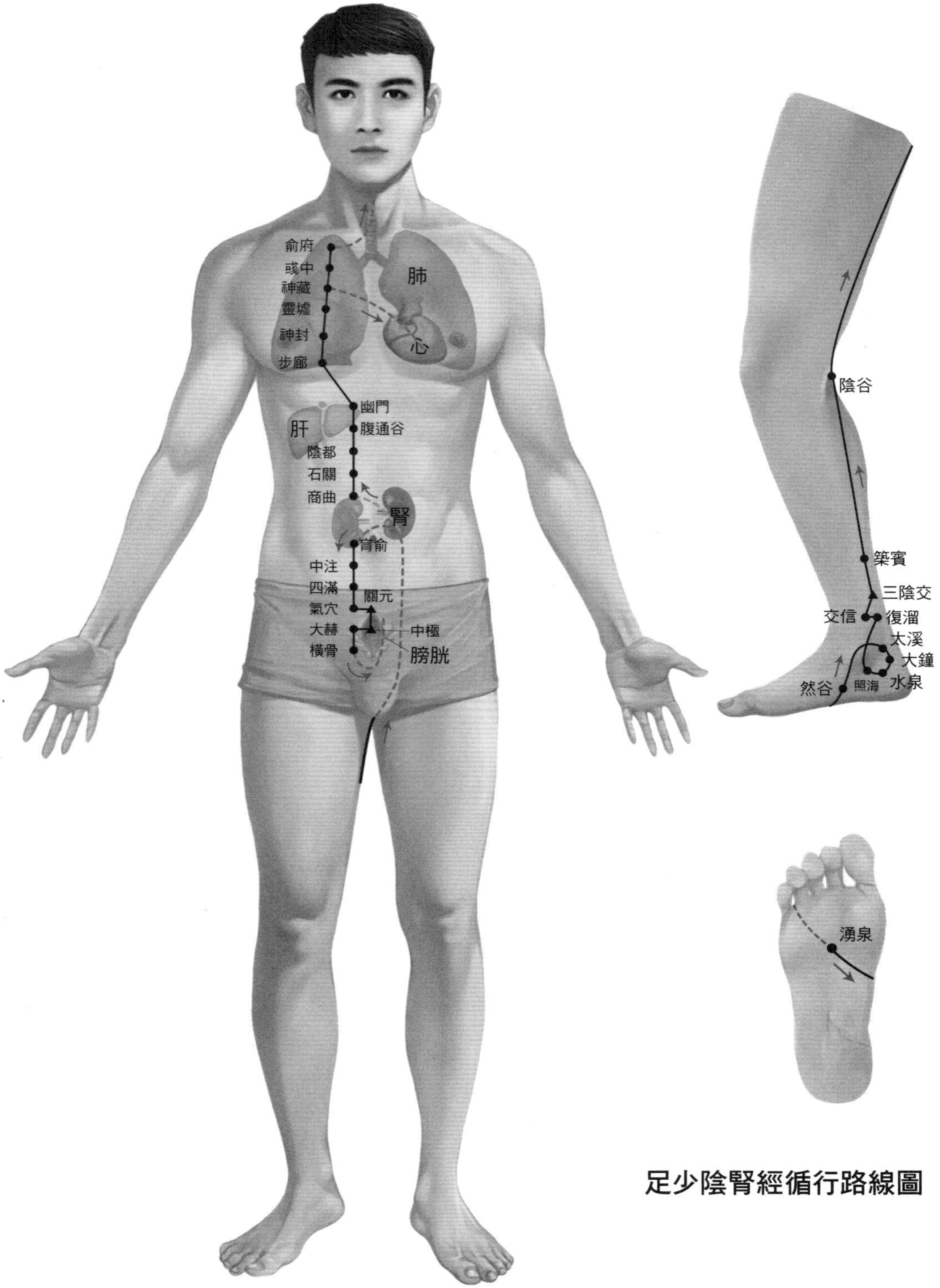
俞府
彧中
神藏
靈墟
神封
步廊
肺
心
幽門
腹通谷
肝
陰都
石關
商曲
腎
肓俞
中注
四滿
關元
氣穴
大赫
中極
橫骨
膀胱
陰谷
築賓
三陰交
交信
復溜
太溪
大鐘
然谷
照海
水泉
湧泉

足少陰腎經循行路線圖

延伸閱讀

耳毛瘋長，是身體裡有腫瘤嗎？

耳毛瘋長，是預示身體內有腫瘤嗎？這個說法有科學根據嗎？

其實，我們的毛髮生長是由性激素決定的，而性激素是由下視丘腦下垂體來決定的。一個人衰老後，本來他的毛髮應該是生長得很緩慢，或者脫毛，或者變白了。突然返老還童，第一種可能是他修行的功夫非常好，第二種可能是長腫瘤。

因為下視丘腦下垂體的腫瘤會刺激下視丘腦下垂體分泌很多激素，而這些激素可以促進毛髮瘋長，或者由白變黑。所以，如果你的毛髮慢慢由白變黑，或者是長長了，但身體很好，那自然是健康的表現。如果它突然變黑，或者瘋長的同時，你卻覺得身體不適，那一定要去醫院檢查。

02 不同的臉色，可以反映出身體什麼問題？

每個人的臉色是不同的，不同的臉色可以反映出身體很多問題。

在《黃帝內經》中，黃帝問岐伯：天冷了，我們的身體都穿上衣服了，為什麼面部不需要穿衣服呢？

岐伯說：「十二條經脈，三百六十五絡，其血氣皆上於面而走空竅。」意思是，人體經絡的陽氣都往上走，行於面部。所以面部上的五官七竅的陽氣特別充足，不怕冷。

不同的臉色代表什麼呢？

人體所有經絡的氣血都往上走，分佈在面部，面部的皮膚很薄，氣血又非常充盈，很容易觀察到其中的變化，經絡又與我們的五臟六腑緊密相連，五臟六腑的氣血有什麼變化，都可以反映到面部來。所以，觀察面部氣血的變化（看氣色）就能知道五臟六腑的氣血是否充足，是否不調，有沒有什麼隱患，這就是面診的原理。

什麼樣的臉色才叫健康？

什麼叫正常面色，《黃帝內經》裡說「紅黃隱隱，光明潤澤」。

「紅黃隱隱」的意思是在黃皮膚下透著一些生機。「隱隱」的意思是不露，如果紅黃露了就是惡色了。

「光明潤澤」的意思是一個人的面部有生機、有光亮，比方說像紅蘋果一樣，看起來比較有張力。

在中醫裡，把人的膚色分成主色和客色。主色指的是人一生基本不變的膚色，例如我是土形人，一生基本是黃皮膚；有的金形人皮膚偏白，一生皮膚都會偏白；一個水形人，他的皮膚一生都偏黑。但是客色會變。客色指的是在非疾病因素的影響下會變化的膚色。

舉個例子，前幾年的夏天，我跟我太太去浙江，浙江每天的溫度都在攝氏四十度左右。在浙江待了幾天後，我太太發現一個現象，她說：「我變白了，你也變白了，為什麼？」

我倆常年居住的山西長治特別冷，到了八月份氣溫是攝氏二十八度，但是浙江的氣候很暖和。當我們來到浙江，溫度變了，水土變了，人的代謝旺盛了，微血管也擴張了，所以我們的皮膚就變白了（因為循環加快，皮膚擴張，微血管擴張，顯得白裡透紅）；等我們回到長治沒兩天，就又黑回去了，為什麼呢？因為太冷，微血管收縮了。這不是病態，而是隨著溫度的變化（非疾病因素的影響）而出現的變化。

一般來說，夏天時人的皮膚偏紅潤，冬天時陽氣內斂、血管收縮，看不到血液的顏色，皮膚就變黑了；到了秋天，比夏天溫度降低，微血管較夏天開始收縮，皮膚由紅潤開始向暗色調轉變，傳統中醫認為秋天時，人的膚色較其他季節白；到了春天溫度開始回升，皮膚微血管開始擴張，皮膚的色澤開始由晦暗轉向紅潤，這中間的顏色，傳統中醫叫青色，其實，青色就是皮下靜脈的顏色。

總之，人體的膚色會根據外界的變化而變化，客色會隨四季一直在變。

什麼樣的臉色不健康？

正常的紅臉面色——「赤欲如白裹朱，不欲如赭」。

《黃帝內經．素問》裡說：「赤欲如白裹朱，不欲如赭。」什麼意思？健康面部的紅色應該就像白綢裡裹著朱砂一樣，隱現著紅潤的光澤，不應像赭石那樣，赤而帶紫。

健康的紅臉色就像我們過年寫春聯用的紅紙和朱砂的紅色，是正紅，是具有生機的，而不健康的紅臉色就像赭石一樣，雖然紅，卻紅得發紫、發烏，這就是病態了。

正常的白臉面色——「白玉如鵝羽，不欲如鹽」。

什麼是健康的白臉面色？《黃帝內經．素問》裡說：「白欲如鵝羽，不欲如鹽」。什麼意思？天鵝的羽毛是白色，但是非常亮——白而光潔。不像鹽那樣，白而晦暗。

正常的青臉面色——「青欲如蒼璧之澤，不欲如藍」。

什麼是健康的青臉面色？《黃帝內經．素問》裡說：「欲如蒼璧之澤，不欲如藍」。是說臉上的青色應該像蒼璧一樣青而潤澤，不應像青靛那樣青而沉暗。例如青苔，在水裡是欣欣向榮的青色，屬於倉璧之澤。而快要枯萎的竹葉，沒有生機，就屬於「不欲如藍」，是病色。

正常的黃臉面色——「黃欲如羅裹雄黃，不欲如黃土」。

什麼是健康的黃臉面色？《黃帝內經．素問》裡說：「黃欲如羅裹雄黃，不欲如黃土。」黃色應該像羅布包裹的雄黃，黃中透紅，不應該像土那樣，青而沉滯。

正常的黑臉面色——「黑欲如重漆色，不欲如地蒼」。

什麼是健康的黑臉面色？《黃帝內經．素問》裡說：「黑欲如重漆色，不欲如地蒼。」

意思是，健康的黑色應該像重漆，例如中國人用的植物漆上油的珠子或家具就是「重漆」。還有，很多人喜歡盤佛珠、盤核桃，這些物件被盤出來就會發亮，這也是重漆色。「不欲如地蒼」是說黑臉的正常面色不能像地蒼色那樣，黑而枯暗。

一般來說，人一旦身患疾病，發展到危重階段，臉的顏色會走向兩個極端，一個是晦暗枯槁。例如癌症晚期的患者，額鬢是烏黑、晦暗的，這是徹底走向了虛證的表現。還有一種極端是鮮明暴露，這個是實證，這樣的患者臉會特別紅，皮膚特別黃亮或特別白，大多是急症，例如，腦出血、心肌梗塞。

基本上，如果患者的面色越往兩極發展，治療起來就越棘手。

五臟的顏色顯露於外，表示此人的壽命不長了

《黃帝內經》裡說：「善診者，察色按脈，先別陰陽。」就是說，擅長診斷的醫者，透過望色與摸脈象，首先要辨別出患者體質屬陽還是屬陰。

中醫把萬世萬物分為陰和陽，面部鮮亮的屬陽，面部灰暗的屬陰。一些中醫分不清陰陽，患者來了之後，他不知道這個人是陽亢還是陽虛，是陰亢還是陰虛……

高明的醫師，患者一進門，他就診斷完了。透過看患者的面色，立刻就分辨出對方是陰還是陽了。

事實上，很多老中醫，一上午可以看三、四百位患者。例如，四川有個老中醫，一上午可以看約三百位患者。試想一下，如果有一個中醫，按照正常望、聞、問、切來診斷開方，一上午四個小時，實際上是沒有精力給三百位患者診斷的，但是，這些老中醫抓住了疾病的共性，透過看人的面色直接就可以開方了，而脈診、聞診、切診就成了看診的輔助手法了。

總的來說，只要是有光澤的、靈潤的膚色，就都是健康的膚色。

生活中，孩子看到一些老人就害怕得哭起來，為什麼？因為老人的臉上沒有生機之色，沒有欣欣向榮之氣，而有衰老、枯萎、死亡之氣。

《黃帝內經．素問》裡講：「五色精微象見矣，其壽不久也。」意思是說，五臟的顏色

顯露於外，表示這個人的壽命不長了——五臟精微象就是機體生命接近終結的表現。例如癌症晚期患者，面色晦暗無光，一般人叫「脱相」，小孩看到就會害怕，會被嚇哭，所以，一般人一看孩子被患者嚇哭了，就說此人命不久矣。

什麼是五色？包括白、黑、青、紅、黃，這是正常的五種面色。

一般來說，如果不是高明的醫師，可能就看不到這些「精微之象」，小孩先天非常敏感，看到某些老人「五色精微」的象一現，就本能地覺得恐怖，就會哭。所以好多老人一看到孩子見到他哭，就覺得自己的壽命不久了。

03

人的臉色發紅，有什麼問題？

滿面紅光的人，身體到底好不好？

一個人如果臉色發紅，或鼻子發紅、眼睛發紅，則多為熱邪。只不過鼻子發紅反映的是肺和脾胃有熱，眼睛發紅反映的是肝膽有熱，整個面部發紅則說明這個人全身都熱。

也有的人面部顴骨這個地方，有一些微血管顯露出來。

在中醫的面診上，兩個顴骨對應的是小腸，而小腸又和心相表裡。

這種人在平時要控制血壓，注意清淡飲食，可以拿竹葉或是菊花泡水喝來調理，平時要注意保持大便通暢。同時，要保持心態平和，有意地控制自己的情緒，不要太著急。

臉色發紅，一般分為實證和虛證兩種

有些人從小體質特別好，滿面紅光，很少感冒、發燒，但是過了四十歲以後，他的心腦血管疾病就出來了。這種人偏火形，屬於實證。

對於臉色發紅的實證朋友，要注意補充腎陰、腎水，用水來治火，平常可以多嚥唾沫，或吃一些六味地黃丸來養腎。一旦出現高血壓、冠心病，要積極地用藥物介入治療。

還有些人平時臉不紅，但在某些階段會紅，例如更年期的女性，會出現雙顴潮紅——突然有一陣覺得自己身上烘熱，臉也紅了。這種屬於虛證。更年期的面色潮紅中醫叫陰虛火旺，代表方劑是知柏地黃丸，平時可以多喝豆漿，用豆子中的大豆異黃酮來緩解更年期症狀。

對於男性來說，還有一種臉紅叫迴光返照。這種情況通常是得了晚期癌症等比較危重疾病後的反應，就像一些快走到生命終點的人，本來奄奄一息於床上，水米不進，突然有一天想吃東西了，氣色紅潤，也能坐起來跟家人清醒地聊天，別人會覺得他是不是病快好了。其實，這種情況很可能是將要死亡的脫陽症，中醫叫作戴陽證，表現是面紅如妝，紅豔豔的，就像新娘子剛化了妝一樣。

我們如何判斷一個久病之人面色發紅是病將好了，還是更嚴重了呢？

張仲景在《傷寒論》裡說：有一個辦法，就是給他一小碗麵條，如果他吃了之後很舒服，就是病要好了，會繼續保持這種健康的狀態；如果是迴光返照，可能吃完麵條後這個人就不在了。

張仲景的意思就是給他一些好消化的食物來試探一下，小米粥也是可以的。如果是正常消化了，就說明病情好轉；如果消化不了，生命就會走向終結。

04

人的臉色發白，有什麼問題？

如果一個人臉色特別白，手摸上去比較涼，中醫認為，這是體內寒邪傷人的表現，按照西醫的理論，如果一個人體內寒氣重，陽氣不足，他的血管會收縮，收縮就看不到血管的顏色，臉色自然就變白了。

同時，一個人貧血，血管中紅血球的含量就低，那麼皮膚色澤就會偏白。所以，病理狀態下的皮膚白要麼是血虛，要麼是寒氣較重。

面色發白的人，在平時要適當運動

體內有寒邪，我們要用振奮陽氣的方法來對治。

最好的辦法是「動則生陽」，也就是多運動。現在很多年輕人的陽氣都不足，因為坐的時間太長，運動的時間太少。

我記得去年十月份左右，家裡請人來安裝兩台空調，那時候我家裡人已經穿上薄毛衣了（因為老家處於高寒地區），但是我發現兩個安裝空調的工人穿著短袖。當工人師傅把空調安裝好，我把溫度調到24度，覺得很舒服，但工人師傅一邊說「熱死我了」，一邊趕快向房門外走出去。

師傅們都是常年勞動工作，常年「動」著的人，「動則生陽」，他們身上的陽氣很足，所以怕熱。而我們整天坐著，活動很少，「靜則生陰」，所以陽氣就不足，自然就怕冷了。

現在很多陽氣不足的人，除了手腳冰涼、面色發白，還容易得憂鬱症。我在臨床上見了很多患憂鬱症、自閉症的人，都是不愛運動的。

我學醫了之後才知道，運動真的會使人快樂，例如去打籃球或爬山出了一身臭汗之後，會感覺很高興——陽氣一振奮，就會使人興奮。

很多患了憂鬱症的人，怎麼治也治不好，然後去爬山、運動，一出汗精神就好起來了。

在《黃帝內經》裡，汗毛孔叫「鬼門」。當毛孔打開後，中醫叫作開「鬼門」，實際上是把一個人的心門也打開了。

例如，山西的老中醫李可老先生，用四逆湯治療憂鬱症，服用到什麼時候？開始出一身臭汗的時候，憂鬱症就好了。現代醫學認為，毛孔是由交感神經控制的，當交感神經的活性足夠高時，人會很開心，毛孔也就開了。

臉色發白的人容易得什麼病？

有一些女性在生理期崩漏或是大失血時，臉色是煞白的，沒有光亮，這就是病態的白。中醫認為，白色主虛證、寒證、失血。

身體有虛證時，臉色是淡白的，會經常覺得乏力，出現月經少或月經太多的現象；去醫院檢查血紅素比較低，會發現自己貧血。還有的人失血或貧血後，身體會伴隨著水腫，臉上輪廓看不清楚，肉都是浮腫的，這種情況一般是陽虛導致。

說到水腫，可分為幾種情況：

輕的就是細胞外組織水腫，例如腿水腫，會一按一個坑。我記得小時候我奶奶就是這樣。等長大學了醫才知道，這是營養不良性水腫（nutritional edema）又稱低蛋白血症（hypoproteinemia）。因為小時候家裡吃不起雞蛋，也沒有牛奶可以喝，蛋白質太低才導致這樣的情況。

現在這種情況已經很少見了，水腫多見於泌尿系統感染、肺功能異常、腎功能異常、心功能異常，例如，肺水腫、心因性肺水腫，這些都屬於比較危重的病了，一定要到醫院找專業醫師治療。

如果臉色發白的人面部出現水腫，說明心陽不足，心陽又根於腎陽，所以這是全身的陽虛，不只是哪一個臟器的問題。

最嚴重的是面色蒼白，這種人多是因為一些重症、危症，導致大失血，連著陽氣也丟失很多。例如常見的一些崩漏的人，她的下體一直在流血，如果不及時去醫院治療，不光會失血，陽氣也會隨著血脫了。

前一段時間有一位患者來看病，這個人就是單純的水腫，小腿一按一個坑。

我對他說：「你去檢查一下。」

他說：「不用檢查了，你給我開點中藥，辨證治治就行了。」

我說：「我們中醫看病是以辨病為主，辨證為先，你一定要先辨病。」

結果他一檢查，是腫瘤，後來轉到別的地方治療，一個月之後就去世了。

如果身體出現水腫，一定不要掉以輕心，這可能是功能性的，也有可能是器質性的，一定要明確診斷再治療。

05

人的臉色發青，有什麼問題？

面色發青、發紫，是氣滯血瘀

前面講過，人體的十二條經脈、三百六十五絡都流走於面部，面部皮膚下覆蓋著豐富的血管網，如果看到一個人的面部發青、發紫，其實就是血液處在凝固狀態，中醫叫作氣滯血瘀。

《黃帝內經．素問》裡說：「夫精明五色者，氣之華也。」意思是說面部的五色是精氣的外在表現。書裡還說：「青欲如蒼璧之澤，不欲如藍。」

生活中，有很多年輕、健康的女性，她們的面部皮膚可以用青而明潤如碧玉來形容，不是像藍色那樣青而帶暗沉色。

當然，也有很多人的額角、眼周、鼻梁、口周能看到青筋暴露，這就是一種病態了。

中醫認為，肝主筋，青色主肝、主寒。也就是說，只要一個人臉上出現了青色——眼周發青、鼻梁發青、口周發青，能看到血管暴露，一般他身上都有疼的地方——身上有痛證、寒證，甚至是瘀血。

輕的是肝鬱患者，比較善結善怒，會出現心絞痛、偏頭疼、四肢冰涼、痛經、胃疼、頸椎疼、腰疼、膝關節疼等症狀；重的是B型肝炎患者，甚至會得肝硬化、肝癌。

嘴唇發紫、臉色青紫，有什麼問題？

在生活中，我們也可以看到一些人的嘴唇發紫，通常這是缺氧的表現。缺氧有兩種情況，一種是肺功能較弱，例如一些肺氣腫、慢性阻塞性肺病的人，就會口唇發紫，因為他們的肺功能異常，吸氧量不夠；還有一種是心功能較弱，有二尖瓣或是肺心病，心功能不能有效射血，導致血液處於凝固狀態。

如果小孩面部呈現青紫色，多見於小兒驚風。俗話說：「青筋過鼻梁，無事哭三場。」很多孩子如果口周、鼻周、眼周能看到血管，不是容易感冒、發燒，就是容易肚子疼或驚風。此時，可以用針灸針刺孩子的食指尖、人中穴，然後用退熱的方法來治本。

這些方法都很安全、便捷，所以才一代代傳承至今，成為民間常用的急救方法。

06

人的臉色發黃，有什麼問題？

臉色發黃、五官輪廓看上去不夠清晰，多是體內有濕熱

如果一個人的臉色發黃，臉有點腫，五官輪廓看上去不夠清晰，中醫認為這種人多是體內有濕熱（只有濕或只有熱，或濕熱並存）的表現。遇到這種情況應該怎麼調理呢？

很多人會喝薏米粥、紅豆水祛除濕熱，但喝一段時間就會發現這個濕還是化不了。臨床上，我一開始祛濕的辦法跟大多數人差不多——只用利濕的藥，但是效果不好。直到有一天我讀到了李東垣的《蘭室祕藏》和《脾胃論》，學習了李東垣化濕的方法——用羌活、防風、獨活、升麻、槁本，這些風藥能把陽氣調動起來——風能勝濕。

運動也能祛濕，其實，運動就相當於中醫的風藥，可以升陽。但如果一個人運動得太過，就會瀉陽。因為我們的毛孔是由交感神經控制的，當一運動，交感神經興奮就會出汗，但是出汗太多時，交感神經會疲勞，這在中醫裡被稱為瀉陽。

運動出汗的標準是什麼呢？

在《傷寒論》裡，張仲景給了我們一個標準——「遍身漐漐，微似有汗者益佳。」也就是說，當我們運動時微微出汗是最好的，如果運動得大汗淋漓時，則會瀉陽、失陰。所以，我們要根據自己的身體情況合理掌握運動量。

還有，運動一定要掌握好時間，最好在早上，《黃帝內經．四氣調神大論》裡說，運動要「必帶日光」，太陽出來要運動，太陽落山要休息。

用現代醫學來解釋，早上的時候，我們的腎上腺素（陽氣）開始分泌，如果能踏對節律，一天會非常有精神。到了下午，腎上腺素分泌越來越少，就需要休息了。如果這時候不休息，再去運動，那腎上腺就在加班工作。每一個腺體分泌的量跟它的壽命是一定的，分泌得越多，衰退得越多。

《黃帝內經》告訴我們，太陽落山之後要「無擾筋骨，無見霧露」，太陽落山之後，霧和露水都出來了，這時候就不要再擾動筋骨和陽氣了。

西醫也告訴我們，當太陽落山之後，我們的腎上腺素已經很低了，就不要再運動了。包括運動員沒有晚上去健身的，因為晚上練出來的肌肉沒有爆發力，很容易肌肉疲勞或在運動中損傷。

面色萎黃，脾胃往往有問題

「紅黃隱隱」是健康的黃色。

中醫認為，如果一個人面黃，說明他脾虛，容易得與脾胃相關的疾病，如消化不良、便溏腹瀉等。

我們是黃種人，皮膚偏黃，面黃的人十分常見。那什麼是健康的黃臉色呢？

我們可以去看一看青春期孩子的臉色，生機勃勃，那就是我們中國人健康、正常的黃色，不健康的黃是萎黃。

這種黃色沒有生機，說明脾胃氣血不足，多見於月經過多的失血，或是氣血功能不足導致的便溏、腹瀉等問題。

面色萎黃的人要注意什麼呢？

定時吃飯，不能餓了就吃零食，這是損傷脾胃的；其次要有節制，不能撐著，最好少量多餐，因為脾胃最怕撐著。如果自己用藥物調理的話，可以吃中成藥補中益氣丸。

這是一個名方，很多老中醫看一輩子病，就開一張方子，補中益氣丸。

其實，脾胃一虛百病生，百病皆可從脾治。

所以，名醫李東垣講，人最重要的臟腑不是腎，腎是先天父母給的，腎虛可能一輩子都很難補回來，但是脾胃是可以調好的，後天是最重要的。

臉色蒼黃，通常肝鬱脾虛

臉色蒼黃，指黃色中透著血管的青色。這種人通常肝鬱脾虛，多見於女性和小孩。例如很多小孩不吃飯，一看他的臉偏黃，而且還有青筋，代表孩子不光脾胃虛弱，還膽小（受過驚嚇）。

對於這種孩子，我們可以多幫他做按摩，可以採用捏脊法或推脾經等。

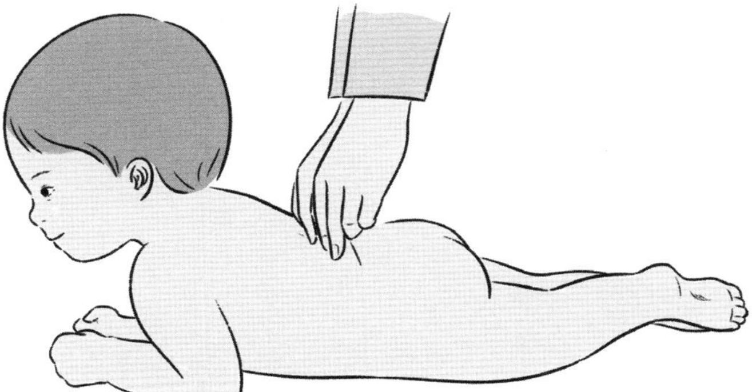

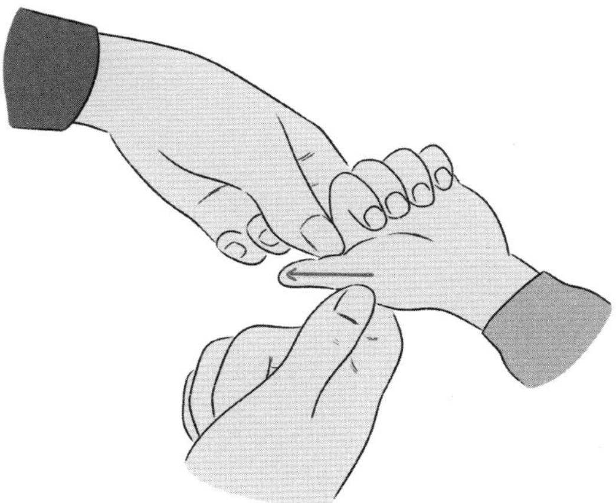

經常給小孩捏脊、推脾經，可緩解肝鬱脾虛。

延伸閱讀

脾胃好不好，可以觀察舌頭和五官輪廓

除了一眼就認出來皮膚萎黃是脾虛的表現之外，還可以看舌頭的外形，有濕的舌象常見於舌苔厚膩或者舌體胖大，舌苔水滑。還有就是看這個人的五官輪廓是否清楚。

例如，西方人的鼻梁非常堅挺，眼睛、嘴巴、臉形都有棱角，輪廓很清晰。但如果一個人脾虛有濕，輪廓就會不清楚，模糊得找不到界線。

例如一個人沒睡醒，眼睛腫著就醒來了，代表脾虛生濕。

「黃臉婆」是什麼原因？

在生活中，我們常聽人稱一些女性為黃臉婆。其實，黃臉婆是女性衰老的一種表現。女性在三十五歲之前卵巢的功能非常強大，會分泌很多性激素，這些性激素會讓她的肌膚白裡透紅，所以女性二十多歲前不用化妝品也很美。但一過三十五歲，卵巢功能開始下降，性激素開始減退，脂肪和肌肉失去了性激素的潤養，皮膚就會開始鬆弛、變黃。

病態的黃也分陰陽嗎？

病態的黃也是分陰陽的，最容易分的就是黃疸的黃。因為得了黃疸的人不光是皮膚黃，連眼睛都是黃的。所以，很多人生病了沒有症狀，也不難受，發現他有肝病的原因就是看到他的眼珠子都黃了，這時候去醫院一檢查就有肝病。中醫把黃疸分為陽黃和陰黃，陽黃很鮮亮，陰黃很晦暗。很多小孩生下來之後出現的黃疸，一般是陽黃。

無論是陽黃或陰黃，治療時都要保持大便通暢，因為膽紅素的排泄透過大腸，通常醫師會開茵梔黃（編注：中國大陸的中成藥）顆粒給患者。這個藥裡有大黃，口服傷脾胃，可以陽道給藥。

在這裡，我給大家分享一個我學生的小驗方：

拿0.5公斤的茵陳熬水後倒入奶瓶，給孩子喝湯，一瓶或半瓶就可以。剩下的水，倒在浴盆裡給孩子泡澡，茵陳是消炎利膽退黃的藥，可以快速消除新生兒的黃疸。

出現陰黃的時候要怎麼辦呢？

如果出現陰黃，就屬於得了比較重的病了。古人治陰黃有一個絕招，用瓜蒂，就是甜瓜的把，搗成末、研成粉之後塞到鼻腔，膽紅素會透過鼻黏膜滲出。還有一個辦法就是把斑蝥（一種昆蟲。編注：中藥名，毒性強）打成細末，貼到臂臑穴或是曲池穴上，發一個泡，也能讓黃疸消退。總之，建議大家請專業中醫師診斷治療。

07

人的臉色發黑，有什麼問題？

一個人臉黑，可能會出現腎病、痛證（瘀血）、寒證等病

如果一個人臉黑，可能會出現很多病，例如，腎病、痛證（瘀血）、寒證等。

怎麼判斷自己是不是腎虛呢？

如果我們的面部或乳房、生殖器、腋下、股骨溝發黑，就說明腎虛。

另外，如果我們的皮膚發黑，臉看起來就像沒洗一樣發烏，或出現黃褐斑、耳朵焦黑，也說明腎虛。

腎虛和寒證、痛證（瘀血）表現出的臉色發黑不一樣

實際上，得了寒證、痛證（瘀血）等疾病的臉色發黑和腎虛的臉色發黑是不一樣的。

腎虛的人往往血液循環不好，血液運行很慢，出現了瘀血，就會呈現暗色，透過皮膚看到的是黧黑，這種人小腿上的皮膚就像魚鱗一樣，中醫叫作肌膚甲錯（又稱「肌若魚鱗」）。有痛證的人血液運行得特別慢，暴露出的青筋看起來是黑筋。

最常見的是手上的大魚際或指尖關節能看到一些血管，如果這些血管發黑了，就是體內有瘀血導致的黑，屬於痛證。

還有一種黑多見於眼圈，尤其是下眼瞼的黑眼圈。這種眼眶周圍的發黑多見於腎虛水飲和寒濕帶下。如果是女性，她的白帶特別多，這是婦科病的反映。

如果想調理黑眼圈可以採用眼周輕度刮痧，或者用滾針和核桃灸法來調理，如果是帶下可以用花椒面貼肚臍。

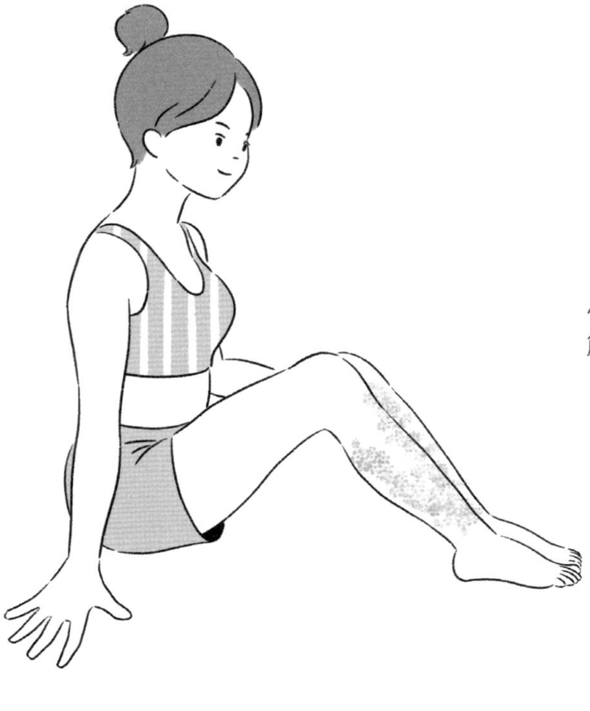

小腿皮膚像魚鱗，有黑筋，是腎虛惹的禍。

延伸閱讀

和對方握個手就能分辨出他是腎陽虛還是腎陰虛

說到腎虛，很多人搞不清楚自己是腎陽虛還是腎陰虛，其實非常好分辨。

一般來說，腎陰虛多見於更年期的女性，會出現潮熱、盜汗、五心煩熱、口乾舌燥的症狀。

而生活中，大部分人的腎虛都是腎陽虛，臨床常見腰膝痠軟冷痛，或男性陽痿、早洩，婦女宮寒不孕，性欲減退，或大便久泄不止，大便中有未消化食物，黎明前腹痛腹瀉，面色淡白或晦暗，怕冷，肢體不溫，精神萎靡，小便清長或夜尿多等症狀。

這裡，我告訴大家一個區分腎陰虛和腎陽虛的絕活：

和對方握個手，如果這個人的手溫度低就是腎陽虛，如果他的手溫度高、發熱就是腎陰虛。

但是還有一種情況，因為很多人腎陽虛後，也會損傷自己的陰氣；腎陰虛後，也會損傷自己的陽氣，所以有的人的腎虛是腎陰、腎陽俱虛，我們叫作腎氣虛。腎氣虛的人，會出現怕冷、少氣懶言的症狀，此時可以吃腎氣丸調理，起到陰陽並調的功效。

第八章

看不見這些健康隱患，身體可能會出大問題

有一些內在的病症會透過身體向外表現出來，但可能我們沒有發現，例如女性長鬍鬚會不容易懷孕、容易閉經、肥胖；印堂凹陷，會肺氣不足；牙不好，表示腎和脾胃有問題……

01

女性長鬍鬚有什麼問題？

為什麼有些女性會長鬍鬚？

在生活中，很多人都有一個困惑，鬍鬚到底是不是男性專有的，女性是不是沒有鬍鬚？

其實，大多數女性是沒有鬍鬚的，但如果身體處於病態時，就會有鬍鬚。

中醫認為，口唇是衝脈和任脈循行的位置。衝脈相當於男性的雄性激素、女性的孕激素；任脈相當於女性的雌激素。

衝脈和任脈環繞口唇時，男性受雄性激素的影響會長鬍子，女性受雌激素和孕激素的影

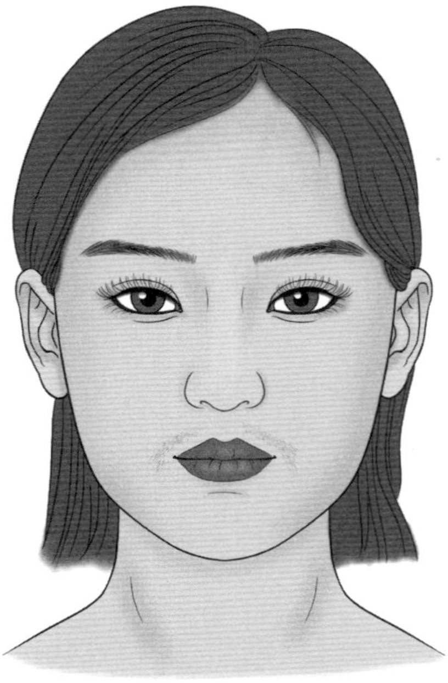

女性開始長鬍鬚，可能是身體出問題了。

響則不長鬍鬚，這是正常現象，但現實中我們發現一些女性口唇周圍會長鬍鬚。

女性長鬍鬚表示身體有哪些隱患？

如果一個女性長鬍鬚，會不容易懷孕，容易閉經、肥胖，患糖尿病、子宮內膜癌等症。

對於這樣的女性，在生活中應儘量少吃壯陽的食物，例如，羊肉、雞肉、枸杞。而木瓜、豆漿，可以多食用一些，平時也可以用玫瑰花代茶飲（平時要規律作息忌熬夜，可以用滋補腎陰的藥物，例如二至丸與青蛾丸）。

男性不長鬍鬚身體會有哪些問題？

在古代有一種特殊的職業叫太監，也稱為宦官。《黃帝內經．靈樞》中說：「宦者去其宗筋，傷其衝脈，血瀉不復，皮膚內結，唇口內榮故鬚不生。」意思是說，宦官被割掉生殖器（宗筋）之後，衝脈受傷了，其實就是沒有雄性激素了，所以就沒有喉結，也不長鬍鬚了。

現在泰國的人妖也是這樣，他們雖然沒有把生殖器切掉，但是都服用了大量的雌性激素來抑制雄性激素，所以效果是差不多的。

還有一種人叫作天宦。這種人天生就是「太監」，雄性激素較低，也就是先天性陽痿。他們的外表看起來像男性，其實第二性徵不明顯，也不長鬍鬚。所以，一個男人到了青春期發育時如果不長鬍鬚、沒有喉結，那麼他就是雄激素低的患者，容易有陽痿等性功能障礙疾病。

平時要規律作息，忌熬夜，可以用滋補腎陽的藥物，例如五子衍宗丸與右歸丸。

02

如何透過看眉形來判斷一個人的健康？

不同的眉形代表什麼性格和健康狀態

生活中，我們看到有的人眉毛（眉尾）是往下垂的，你會感覺這種人身上的氣比較柔和，平常幾乎不發脾氣。

在中國傳統審美觀裡，美女的眉毛是柳葉彎眉。

如果一個女性的眉毛是外八字的形狀，她的性格相對於柳葉眉的女性來說，會顯得刻薄一些。

以上屬於望診的第一階段，望形。

透過觀察一個人的眉宇之間，可以看到他的

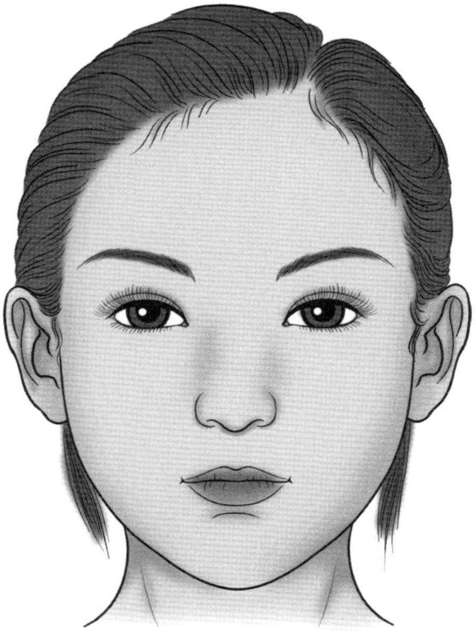

柳葉彎眉是傳統的美女眉形。

氣勢、氣場，這是望診的第二階段，望氣。

通常，一個人的志向非常高遠，他的眉毛會很寬；一個人愛斤斤計較，他的眉毛會越長越細，越長越靠近。我們看那些有成就，對社會、對人類做出卓越貢獻的人，基本上眉宇都很寬。

一般來說，木形人的眉毛比較濃厚，這類人的眉宇之間會有一股生生之氣。

火形人的眉毛基本上都是朝上長的，有的火形人眉尾還會有一個旋。基本上像張飛、李逵都是火形人，脾氣暴躁，說話做事直來直去、橫衝直撞。

火形人的氣不光反映在眉毛上，還會反映在頭髮、鬍鬚上。例如，舊時一些教書先生的鬍鬚是山羊鬍子，武將是炸腮鬍、絡腮鬍，這就是氣在臉面上的反映。

土形人的眉毛非常平直，印堂非常寬，特點是非常平和、包容。土形人不像木形人的激進，金形人的肅殺，火形人的暴躁和水形人的懶散。土形人是最中和的，中就是合適的意思。

中國人說炒菜放多少鹽，「少許、適量」，外國人很難理解這到底是多少。這個少許、適量就是土之德，也就是合適。

金形人常見的眉毛有兩種，偏於陽性的眉毛是行劍眉，有棱角，這種人像金屬一樣具有肅殺之氣，鐵面無私。還有一種陰性的眉毛，看來像是不開心，眉梢低沉。

有什麼樣的性格就會有什麼樣的命運。

在樂觀人的眼中，生活的苦難是對自己的磨礪，所以逆境對於積極向上的人來說也是順境；反之，很多人不愁吃不愁穿，什麼資源都有，可是卻吸毒、自殺等，在這些消極悲觀的人眼裡，順境也是逆境。

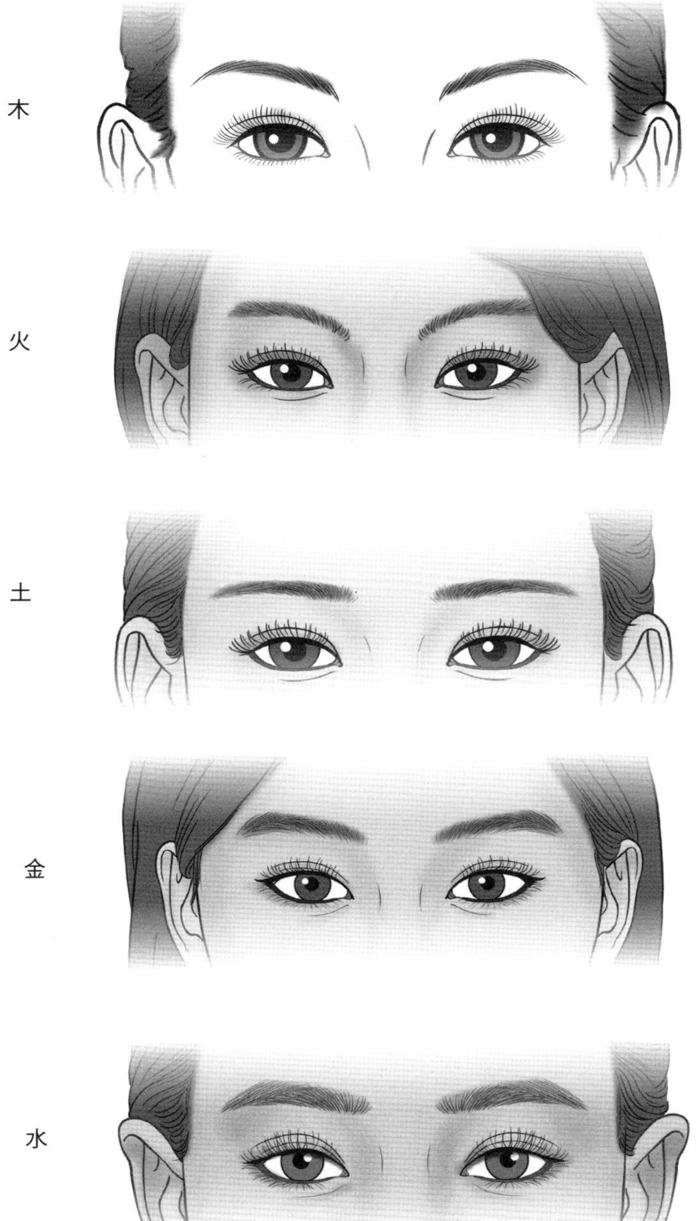

五行人眉毛各有特點

女性的眉毛長得是否好看，和她的氣血盛衰有關

生活中，常有人稱呼年輕姑娘叫「美眉」，「美眉」的真正意思是什麼呢？

「美眉」這個詞來源於中醫。《黃帝內經．靈樞》中說：「足太陽上，血氣盛，則美眉，眉有毫毛。」意思是，足太陽經在人體上部的經脈，如果血氣充足，則眉毛清秀而長，眉中出現長毛。

什麼樣的眉毛才是漂亮的？《黃帝內經．靈樞》中告訴我們，一個人的眉毛好不好，在於他氣血的盛衰。

如果眉毛長得很濃密，表示這個人氣血盛；如果眉毛長得非常稀疏，

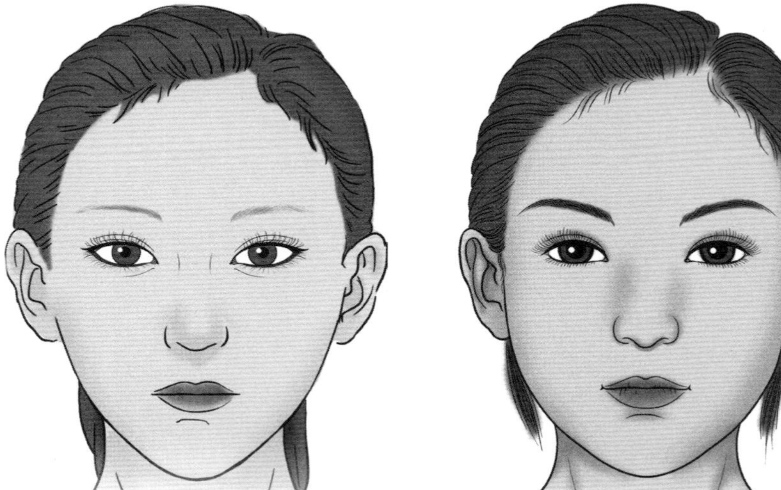

眉毛稀疏的人，氣少；眉毛濃密的人，氣盛。

表示其氣血少。現代醫學認為，我們眉毛的生長是受身體雄性激素的影響。

男性以雄性激素為主，所以鬍鬚、眉毛要濃密，如果男性的眉毛少，表示他從小體質偏弱，得了病也不太容易痊癒。

反之，一個女性的眉毛稀疏一點是正常現象，但如果她的眉毛長得非常濃密，則可能有婦科病。如果眉毛突然脫落，可能是這個人的腦垂體出現了病變，那麼一定要去醫院查一下，是不是腦垂體上有腫瘤或者有其他的內分泌疾病。

總的來說，如果看到一個男性的眉毛非常稀疏，那麼他從小的體質就偏弱，得了病也好得慢；而一個女性如果眉毛特別濃密，表示她的體質壯實，而且很少生病，但容易患多囊卵巢綜合症。

03

印堂代表肺，又叫命宮

印堂發亮、發暗表示什麼？

印堂，中醫稱其為闕。

《黃帝內經．靈樞》說：「闕者，眉間也。」，「闕中者，肺也。」闕是一個比較大的範圍，闕中是兩眉之間的較小的區域，是肺的反射區，對應肺。

在醫學上，眉間（闕中）的狀態反映了肺功能的好壞。

一般來說，一個人生下來父母和老天給你的氣越足，印堂就越亮、越大、越飽滿；如果

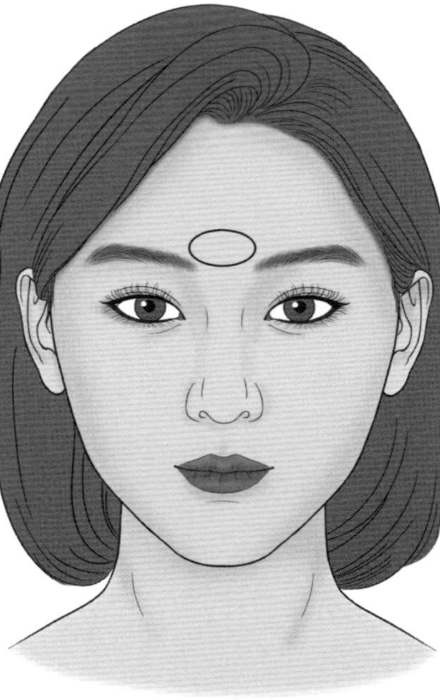

印堂能反映肺的問題。

氣越虛，印堂越小，額頭就越塌陷。

所以，當看到一個人的印堂凹陷，你就知道他的肺氣不足，容易感冒，小時候特別容易生病；如果印堂發紅，就是有肺熱；如果印堂發暗，沒有光彩、潤澤之相，這是肺陰虛。

印堂這個地方反映了很多道家的祕密，屬於道家祕中祕。

印堂很寬、印堂凹陷表示什麼？

前面講了，印堂對應肺臟，肺的好壞能從印堂反映出來。例如印堂很寬、凸起的人，肯定肺氣足；如果印堂是凹陷的，肯定肺氣不足，而且是先天不足。

有些人修行功夫很深，印堂也會凸起。

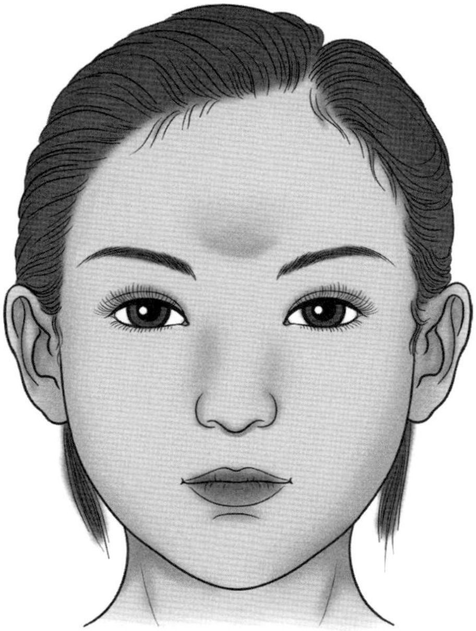

印堂寬、凹陷的人可能肺氣不足。

印堂發紅、發黑、發黃表示什麼？

如果見到一個人眉心發紅，這是有病之相，說明肺有熱了。肺有熱的人不但容易咳嗽，嚴重者還會出現肺病，有發生肺癌的危險。在生活中，只要看到有人印堂發紅，就表示他是肺熱，要用清肺的藥物來調理，例如黃芩、魚腥草、金蕎麥等。

印堂發黑表示什麼呢？印堂發黑，我們稱為「水漫金山」。肺在五行屬金，就像金山一樣，而黑色代表水氣，水氣太盛了，就漫到肺來了，這種情況多見一些肺陽虛，甚至見於得肺積水、肺癌的人。

有時候，有人看了你的眉心，會對你說：「你最近鴻運當頭。」鴻運當頭是怎麼看出來的？就是當你的肺氣很充足時，肺的功能非常好，印堂就會有光澤。

也有的人印堂發黃，這是肺氣虛的表現。這時候需要好好地保護肺臟和脾胃，否則容易脾虛、乏力、肺氣不足。肺之氣是源於脾胃的，所以當看到自己印堂發黃的時候，要好好調養自己的肺和脾胃，少吃寒涼之物，節制飲食，平常可以吃一些像補中益氣丸的健脾藥。

印堂有豎紋、川字紋、八字紋，表示肺有什麼問題？

在生活中，我們經常可以看見有的人在印堂的位置有豎紋——「天門中斷」。它反映了我們身體的什麼疾病呢？

在古代，這個豎紋又叫作「懸針紋」——就像一根針懸在印堂。

前面講過，印堂對應肺，肺在五行屬金，所以一般印堂有懸針紋或川字紋、八字紋的人，中醫認為，臨床上發現多是肝陽上亢，肝火向上侵犯到肺，是「木火刑金」（肝屬木）的人。

一般來說，肝陽上亢的人，目標比較高，如果教養孩子，給孩子定的目標會非常高，例如，必須考全班第一，必須要學習好等等；其次，肝陽上亢的人不服管，他會對抗父母、對抗上司，所以在公司裡跟上司處得不好。

如果懸針紋靠左，說明左邊的肺葉有問題（肺系的各種疾患，例如功能性的症狀，像口乾、咽乾、容易外感；例如器質性的疾病，像氣管炎等）；如果

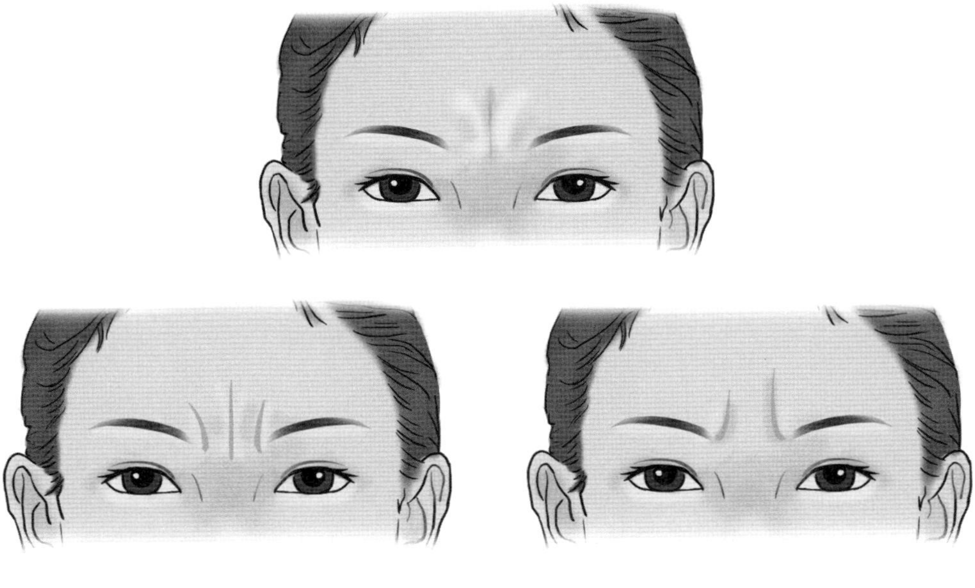

印堂有豎紋、川字紋、八字紋的人，多是肝陽上亢，
需要調節情緒。

懸針紋靠右，就說明右邊的肺葉有問題。如果出現川字紋，說明肺葉耗損得更厲害。

總之，印堂有川字紋的人要注意好好疏肝，更多的是要好好修心，調節情緒，戒急躁、發脾氣。

04

山根是心臟的反射區

青筋過鼻梁，無事哭三場

中醫認為，山根（鼻梁根部）是心臟的反射區，透過觀察山根可以看出心臟的情況。

中醫認為，如果山根處出現青筋，就證明這個人的心陽不足。如果是女性山根的位置有一道青筋，說明這是一個高雌的患者。通常是木形人，比較善結善怒，脾氣比較怪。

這就是俗話中所說的「青筋過鼻梁，無事哭三場」。

《幼科推拿祕書》中說，山根在兩眼之間，鼻梁骨上，如果在這裡出現青筋，則代表驚風、內傷，或是哮喘。確實，臨床上我們經常看到，山根有青筋的小孩會很膽小，不愛吃飯，有什麼風吹草動就會哭，容易驚風、說夢話、夢裡哭，或經常肚子疼、感冒等。

這就是俗話中所說的「青筋過鼻梁，無事哭三場」。

這個特點大人和小孩是一樣的，只不過大人的不太容易看到。而且大人的神經系統已經發育完善

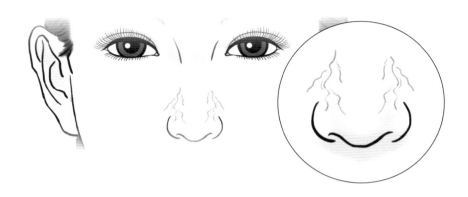

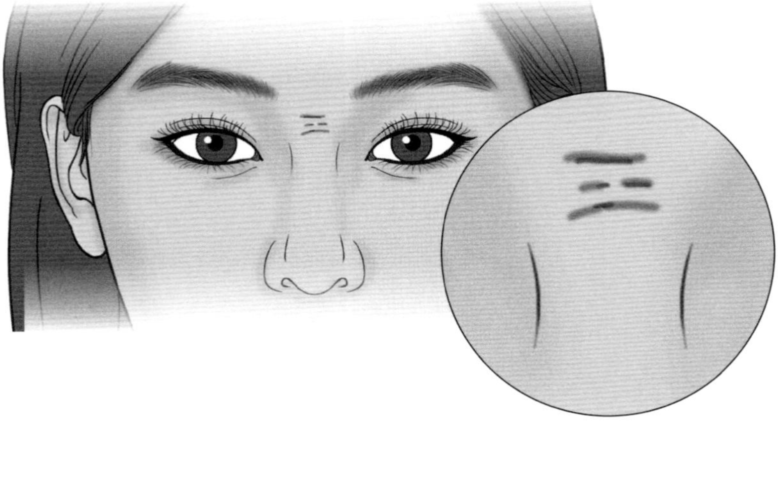

山根有青筋、橫紋，心臟問題要注意。

了，在高熱的時候不太容易引起驚風。

《黃帝內經》說：「心主神明，主明則下安，主不明則十二官危。」意思是：我們的心是主管人體神明和五臟六腑的，心不明，心出現了問題，那麼其餘的五臟六腑都會出現問題，山根是心的反射區，如果山根出現了青筋、出現了橫紋，則說明心出了問題——主不明。

如何從山根的高低和障礙線判斷體質的好壞？

第一，看山根的高低。

如果一個人的山根長得非常低平，表示從小體質就不好，會經常生病。

反之，如果一個人山根特別高，表示這個人身體強壯，尤其在幼年時期。

總之，山根比較低的人，大多不是很開朗，相對內向一些；而山根高的人，鼻梁堅挺，基本都很外向。

但山根也會變化，比方說有的人小時候山根很高，後來因為一些事情性格發生了改變，山根不像原來那麼高了，它的勢頭會發生改變。

第二，看山根有沒有障礙線。

很多人年齡稍微大一些，甚至年齡不大，都會發現他的山根部有橫紋，這叫障礙線，表示心功能已經下降了。這種人會經常胸悶、心絞痛，所以在平時要特別注意調治。

05

眼袋發黑的人非常容易得濕疹、風濕類病

腎透支後就會出現黑眼圈、眼袋，易得濕疹、風濕類等疾病

有人問我，熬夜以後（特別是長時間熬夜）為什麼眼圈會發黑呢？

中醫認為，如果在該睡覺的時候不睡覺，就會損傷身體的陰液，時間長了就會腎陽虛，什麼是腎陽？腎陽就相當於西醫說的腎上腺皮質激素。西醫認為，晚上，我們人體要休息，所以不需要那麼多的腎上腺激素，激素釋放自然就下降；到了白天，我們需要活動，腎上腺

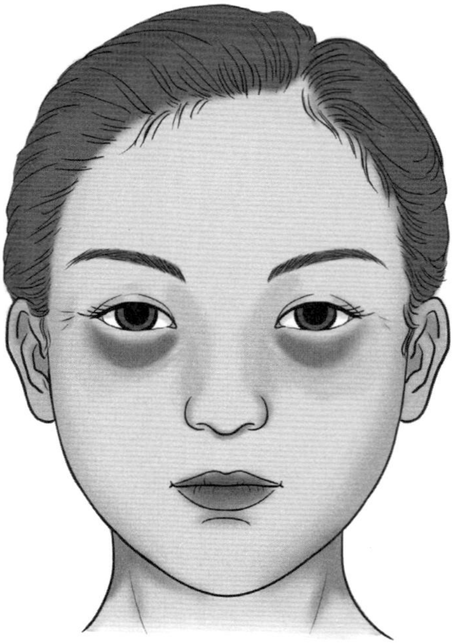

黑眼圈可能不是熬夜熬出來的，而是腎虛。

激素釋放就提升，所以人體的腎上腺激素有下降與提升，這樣才會形成良性循環。

如果在晚上該休息時熬夜，那麼下視丘腦下垂體就會被迫分泌出促腎上腺皮質激素（ACTH），它的水解片段是黑色的，特別容易沉積在皮膚比較薄的地方。例如沉積在眼睛這個地方，就形成黑眼圈；沉積在面頰部，就是黃褐斑；還可以沉積在乳房、生殖器，所以這些地方發黑都是腎透支後出現的腎虛。

而且很多人熬夜之後，會出現眼袋，因為當腎陽虛時，脂肪很容易堆積在身體比較薄弱的一些地方，例如堆積在眼睛下面變成眼袋……在臨床上很多人來找我看病，他剛坐下，我一看兩個眼袋發黑或者是發紅就問他：「你是不是關節不舒服？」他說：「醫師，你太神了，我就是來看關節疼的。」通常，這個人可能就是風濕、類風濕疾病。

就像我女兒，從一出生，下眼袋就發黑，色素比較深。因為我女兒是腎陽虛的體質，從小就有濕疹。通常，眼袋發黑或發紅的女性非常容易得一些像濕疹、蕁麻疹，重一點的話像狼瘡、風濕、類風濕等免疫方面疾病。

脾胃不好的人會出現眼袋

在臨床上，我們還發現很多脾胃不好的人也會出現眼袋，或是眼袋發青、發黑的情況。胃經的循行路線是起於鼻交（鼻梁）中，旁納太陽之脈，正好就走到下眼袋的位置，而此處正好有一個穴位叫承泣穴。承泣穴的變化就能反映脾胃的好壞。所以，如果一個人長了眼袋，就表示他首先是腎虛，其次脾也虛，脾、腎兩臟的陽氣都弱了，還容易出現寒濕帶下，或水腫、肥胖等情況。

核桃灸能快速祛除眼袋

從中醫的角度來說，想要從根本上祛除眼袋首先要內服健脾補腎的中藥，但起效相對慢一些。

最好的辦法是用核桃灸。核桃是我們吃的核桃，核桃灸又叫眼睛灸，如何灸呢？

找一副眼鏡，把鏡片去掉，放上兩個核桃殼，然後在外面灸，可以改善眼睛局部的循環和代謝，從而快速祛眼袋。放核桃殼是為了隔熱，每次灸半小時到一小時，每天一次。

此法是在清代顧世澄用核桃皮灸治

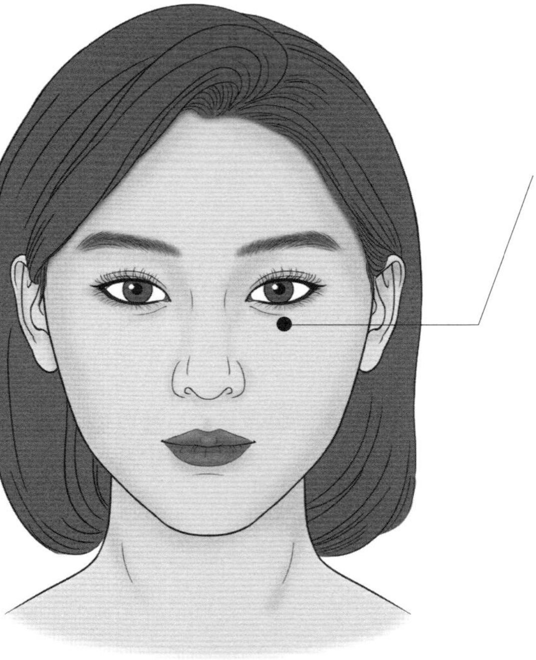

承泣穴

經屬：足陽明胃經

位置：在面部，瞳孔直下，眼球與眶下緣之間。

應用：主治目赤腫痛、眼睛疲勞、迎風流淚、老花眼、白內障等常見的多種眼部疾病。

療外科瘡瘍的基礎上，經過臨床實踐改制而成的，演變到現在已經很容易操作了。取一個核桃從中線劈開，去仁，取殼（殼不可有裂縫）備用。用細鐵絲製成一副眼鏡架，外用醫用膠布纏緊，鏡框上再用鋼絲向內彎一個鉤形，高約二公分，鉤長二～三公分，以備插艾卷段用。然後先將核桃殼放在菊花枸杞水中浸泡三～五分鐘後，固定在眼鏡框中，再將五～七公分長的艾卷段點燃插在鏡框鉤上施灸。

除上述藥物作用外，由於核桃殼用菊花枸杞水浸泡過，泡濕的核桃殼經艾卷段熏灸還能產生水蒸氣薰蒸眼區，使眼有溫熱潮濕感，對治療眼疾有促進作用。在沒有菊花枸杞水的情況下，可暫時用茶葉水或者白開水代替，絕對不能使用乾燥的核桃殼，這樣容易燒壞核桃殼，並且熏灸時容易燙傷皮膚。

核桃灸除了能祛除黑眼圈、眼袋，對近視、弱視、遠視、老花眼也有一定的效果。

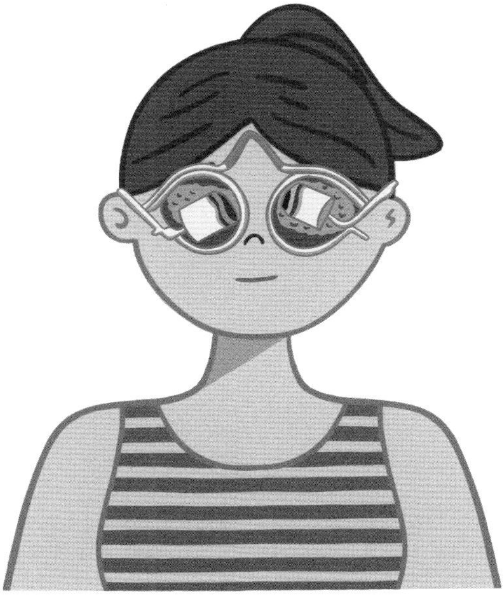

常做核桃灸，改善眼部循環，跟眼袋說再見。

（編注：任何醫療行為建議先諮詢專業醫師並由有經驗的醫師指導使用。）

06

眼角周圍長皺紋，太陽穴凹陷表示什麼問題？

中醫認為，眼角是三焦經跟膽經交匯處，所以眼角是中醫看少陽相火的一個部位。

什麼叫少陽相火？簡單地說，相火，相當於現在醫學說的雄性激素，雄性激素是維持男性和女性性欲的一種激素。

所以，看一個人相火旺不旺（雄性激素多不多），最簡單的方法就是觀察此人的眼角到太陽穴這個位置是否飽滿、有沒有皺紋。

反之，如果眼角到太陽穴處這個地方的皺紋（魚尾紋）很多，或者有塌陷，那就證明此人少陽相火不足，可能性功能有問題，會影響到夫妻關係。

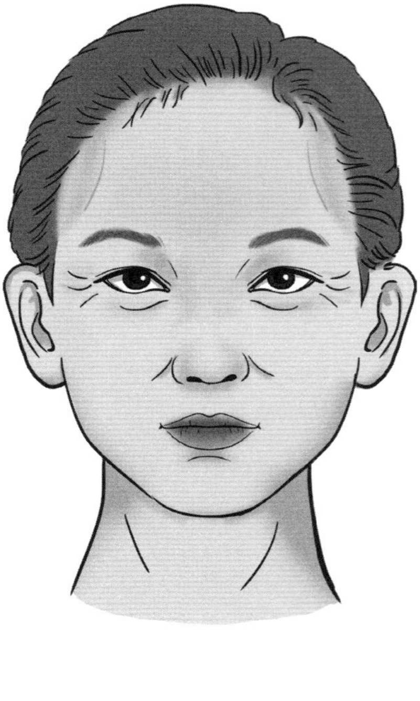

相火不足的人太陽穴皺紋多。

當然，一個人年齡大了，雄性激素自然也會衰退。性功能下降，所以眼角周圍自然就會長皺紋。老了出現這些情況是正常的，但如果在不該長皺紋的年齡長了皺紋，太陽穴不該塌陷的時候（正常的話此處應該是平的）塌陷了，那就表示此人的相火不足了。

當我們在臨床上看到一些年輕人眼角處長了明顯的魚尾紋，或者太陽穴處有凹陷，可能就是房事過度了。

07

如何透過頭髮來判斷人的健康？

什麼樣的頭髮才算是健康的呢？

其實，我們正常人的頭髮，應該具備三項特點——黑、密、澤。

第一是黑，指烏黑的頭髮。

第二是密，指頭髮濃密。

第三是澤，指頭髮比較有光澤。中醫認為，腎氣充盛、氣血充足的人，頭髮就會黑、密、澤。

為什麼男性都喜歡有烏黑亮密頭髮的女子？

女性的雌激素會讓頭髮變得柔順，雄性激素會讓頭髮變得很粗、很硬。

有一頭秀髮的女性雌激素較高，更容易繁衍子嗣，也更溫柔。如果一個女子的頭髮比較硬、比較粗，表示她的雄性激素偏高。

大家可以觀察，女性的頭髮硬、粗的，大多脾氣都不太好，皮膚相對也比較粗糙。

所以，一頭秀髮其實代表了女性的陰柔之美，證明她的性激素是正常的。

說到這裡，有人要問：男性頭髮的正常狀態也是黑、密、澤嗎？男性的頭髮肯定比女性要密，如果一個男性的頭髮非常軟，說明他的陽剛之氣不足。

為什麼很多國外的女性特別喜歡禿頭的男性呢？禿頭的男性性衝動更頻繁。因為雄性激素是維持性功能的，但是男性雄性激素太多也不好，會讓性生活的時間短——說明雄性激素多的話，既有利又有弊。

為什麼女性總是掉頭髮但卻不會禿呢？

《黃帝內經．素問》裡說女性的脫髮，是從「五七」（三十五歲）開始的，「五七陽明脈衰，面始焦，發始墮」。

事實上，有些女性雖然脫髮脫得早，一洗頭、洗澡，甚至梳頭的時候也會掉髮，但是怎麼也不禿。因為脫髮主要跟雄性激素的多少有關，也就是脂溢性脫髮，雄性激素性脫髮會導致禿頭，而女性因為雌激素不足而脫髮，只會讓頭髮稀疏，很少見到全脫。

現代醫學發現，脫髮是由脫髮基因決定的。對於男性來說，脫髮基因是一個顯性遺傳，只要你有脫髮基因一定會脫髮。而對於女性來說，脫髮基因是一個隱性遺傳，必須有兩個脫髮基因——父母全部給她才會脫髮，而且很難變成禿子。

這就是為什麼我們說「娘禿禿一個，爺禿禿一窩」。一個男性脫髮，肯定有顯性的脫髮基因，所以他更容易傳給他的兒子。

地中海式頭髮，說明肝膽濕熱，腎氣虛

脫髮也有很多類型，例如，地中海式頭髮。

一般來說，我們的鬢角、頭頂、生殖器分佈的雄性激素比較廣，從中醫的角度來看，我們的膽經上抵頭角——走兩個鬢角，肝經與督脈會於巔——交會於頭頂百會穴的位置，仔細觀察，脫髮都是在這些地方。

當一個人出現地中海式的脫髮時，會表現在肝經的位置。肝腎是同源的，如果是以百會為中心的脫髮，不光是肝膽濕熱，還會表現為腎氣虛。一個脫髮的人既可能腎氣虛——百會脫髮，也可能見到肝膽濕熱——前額髮際線上移。

在生活中，女性的脫髮多見於百會，男性的脫髮多見於鬢角。還有那些常見的脫髮現象，如後腦勺禿等。

貴人不頂重髮

生活中，有句老話叫作「貴人不頂重髮」（「重髮」，指粗硬、厚重、乾枯、無光澤又雜亂無章的頭髮）。

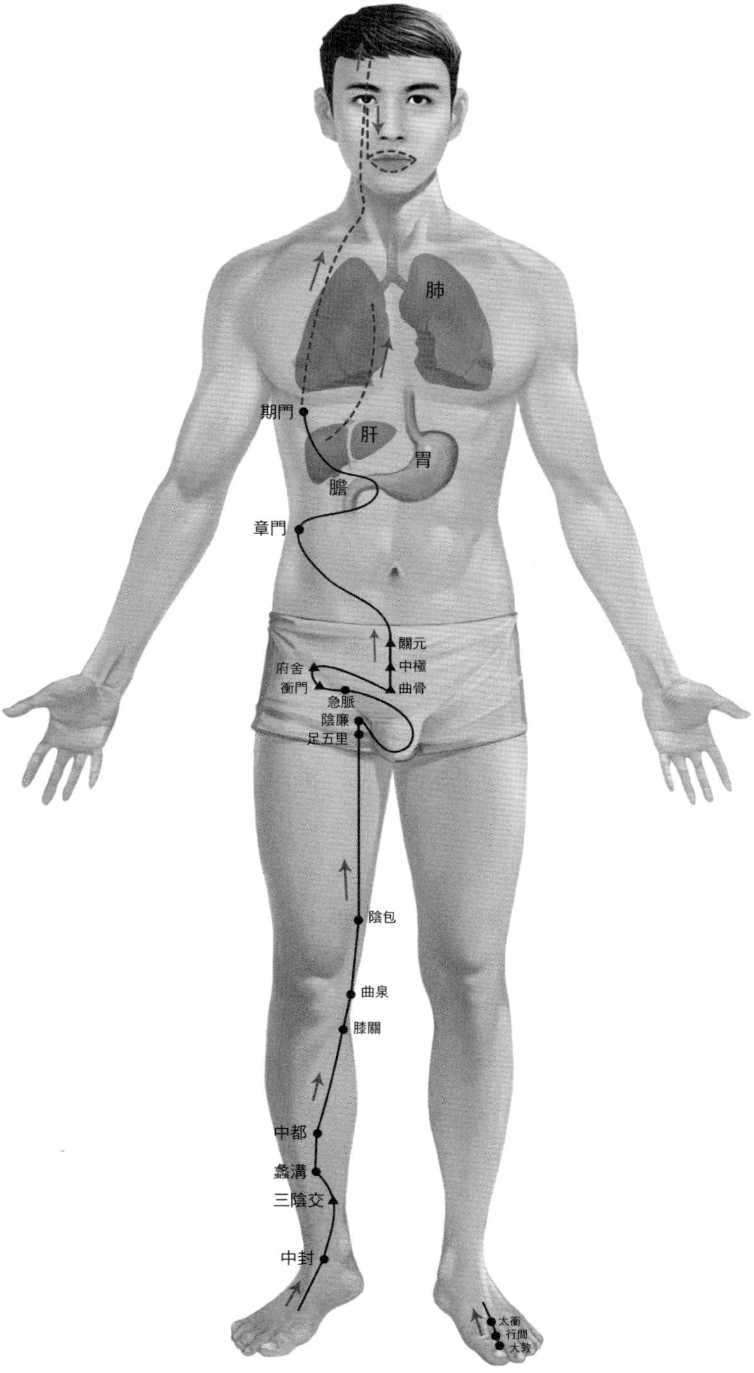
肺
期門
肝
胃
膽
章門
關元
中極
府舍
衝門
曲骨
急脈
陰廉
足五里
陰包
曲泉
膝關
中都
蠡溝
三陰交
中封
太衝
行間
大敦

雄性激素高的人體力好，四肢較發達而智商相對於體力略低，多見於體力勞動者，反之，腦力勞動者的雄性激素要低於體力勞動者，他們的頭髮更細更少一些，所以傳統文化裡有「貴人不頂重髮」的說法。當然，凡事也沒有絕對，我們也可以見到頭髮稀疏的體力勞動者，和頭髮濃密的腦力勞動者。

一旦脫髮，如何治療才有效果？

①外用米諾地爾（Minoxidil），可以抑制脫髮。

在美國，早年發明了一種降壓藥叫米諾地爾，很多人用它來降血壓時發現，不但降血壓的效果非常好，而且身上的體毛竟比原來更濃密了，脫髮得到了抑制。後來，科學家發現米諾地爾可以抑制脫髮基因，不讓脫髮基因表現在毛囊上。

所以，米諾地爾是世界上唯一一個批准可以用於治療脫髮的藥物。

現在市面上很多防脫髮的洗髮劑，裡面的重要製劑大多加的是米諾地爾。但要注意的是，米諾地爾是降壓藥，血壓沒問題的人外用就可以了，男性使用五％的米諾地爾，女性使用二％的米諾地爾外塗來治療脫髮，會有一定效果。

②非那雄胺（Finasteride）雖然可以治脫髮，卻可能導致男性陽痿、早洩。

治療脫髮，西醫除了用米諾地爾治療，還用非那雄胺。前面講過，我們脫髮除了基因的原因，還有雄性激素的原因。我們看到很多男性喜歡健美運動，但脫髮也會隨之加重，為什麼？

因為練健美的時候，肌肉要長大，需要雄性激素的參與。所以很多運動員，尤其是需要肌肉爆發力的男性都是禿子。我們看世界健美比賽的時候會發現，上來一個是禿子，再上來一個還是禿子，為什麼？

就是因為雄性激素提高了之後，代謝產物二氫睪酮（Dihydrotestosterone）會導致毛囊的水鈉滯留，進而脫髮。

所以，西醫就用非那雄胺來拮抗雄激素。但是它有一個副作用，就是可能會導致男性陽痿和早洩。而且，這個藥的療效也不是很理想。

中醫在調理脫髮時，是用一些滋腎陰的藥物，例如女貞子、旱蓮草、補骨脂、何首烏等。但是我臨床上從來不用何首烏，為什麼呢？因為何首烏對某些人有肝損傷的副作用。很多人的基因片段裡，就對何首烏裡蒽醌類的化學成分特別敏感。雖然他是個腎虛的患者，但他的特殊基因決定了如果服用何首烏，會導致藥物性肝損傷，這是非常危險的。

像女貞子、旱蓮草、補骨脂使用起來相對比較安全，可以起到治療脫髮的作用，但最好在有經驗的醫師指導下使用。

③喝血府逐瘀口服液或用梅花針叩打脫髮部位，可以改善毛囊循環。

在臨床上，我認為治療脫髮最好的方法，既不是抑制基因的表達，也不是補腎、清肝膽濕熱，而是改善毛囊的循環。

我有一個同學在上高中時頭髮就沒有了，他得了一種病——紅血球增多症。這種病沒有西藥能治，後來，醫師給他開了中藥——血府逐瘀口服液。

這是一個非常有名的方子，我同學照說明書喝血府逐瘀口服液，一段時間後他跟我說，喝了血府逐瘀口服液之後，他的頭皮長出了絨毛。這是什麼原因呢？因為血府逐瘀口服液有活血化瘀的作用，可以改善毛囊的循環。

另外，還有一個辦法——梅花針生髮法。也是透過改善毛囊的血液循環來生髮。怎麼做呢？把脫髮的部位叩打出血，很快頭髮就生出來了。

在明清時期有兩位大醫家，分別是《外科正宗》和《醫宗金鑑》的作者，他們都觀察到了這種現象。書中有記載：「針砭其光亮處出血」，意思是說，我們掉頭髮的位置處又光又亮，但只要在這個地方針砭出血，毛髮旋即生長——用梅花針叩打，可以刺激神經，又刺激血管。

有一位女士來找我看脫髮的問題。我給了她一把梅花針，我說你回家就在脫髮的位置叩，叩打出血。這個效果挺好，唯一的副作用就是有點疼。

這位女士就跟我說，「王醫師，我連死都不怕，更何況疼呢？」

她每天叩打兩次，每次在脫髮處都叩出細細的小血點。一個月之後，我再見到她，滿頭的小黑絨毛都長出來了。一年之後再看，已經長出一頭烏黑亮麗的秀髮。她跟我說，「王醫師，我現在的頭髮比沒有脫髮之前還要好。」

黃毛是一種頭髮異常，原因是先天不足，腎精虧虛

民間有一個說法，還不到上學年齡的女孩、男孩叫黃毛丫頭、黃毛小子。《黃帝內經》裡說：「女子七歲，腎氣盛，齒更髮長」，「丈夫八歲，腎氣實，髮長齒更。」什麼意思？男子和女子到了七、八歲的時候，先天的腎氣就開始發動，這時候頭髮生長得很快，開始慢慢變黑、變粗。

在七、八歲之前，男孩與女孩的頭髮差不多。但七、八歲之後，女孩開始分泌女性激素，頭髮變得黑、細、長、柔，男孩開始分泌男性激素，頭髮開始變得黑、粗、壯。

但是在七、八歲前，很多孩子的頭髮多見於黃毛。這是什麼情況呢？頭髮偏黃的孩子，原因是他的父母本身腎虛，所以生下來後頭髮就會少、黃。

建議年輕的父母們，生孩子之前一定要好好補補自己的腎，因為《黃帝內經．天年》裡講，每個人都是「以母為基，以父為楯。」如果新生兒是個房子，父母的身體就是孩子的地基，腎好的父母生下的孩子健康、聰明，也更容易成功。身體弱的父母，尤其是腎氣弱的，生的孩子更容易得病，還會出現智力差、體力差的情況。

這種情況調理起來也非常簡單，在懷孕之前，男人吃點五子衍宗丸、左歸丸、腎氣丸，女性吃點左歸丸、右歸丸。

張仲景有張補腎的處方叫腎氣丸，宋朝錢乙減掉肉桂、附子變成了六味地黃丸。到了明朝，張景嶽又變出了兩張處方，在六味地黃丸裡加了幾味藥，變化出來左歸丸和右歸丸。總之，這三張方子可

以快速提升男性與女性的腎功能跟性激素，建議這幾味藥要在醫師的指導下服用，一般是先吃三個月，夫妻雙方的腎氣會非常充盛，這時候再懷孕，生的孩子就會非常健康。

其實，我們說要讓孩子「贏在起跑線上」，這才真的叫贏在起跑線上。你給孩子一個好身體，比給他後天提供什麼都強。先天一定是最重要的，後天做任何修補都不如先天。

回到前面的問題，如果父母在腎氣不那麼足的情況生下孩子，孩子頭髮出現了軟黃等症狀，該怎麼辦呢？

這種情況也好辦，例如我女兒出生之後頭髮就不多，但在後天的養育過程當中，我發現她的頭髮變得又密又黑。後來我才發現，是孩子的阿嬤在給孩子餵養時加了一個副食——黑芝麻糊。

就是把普通的生黑芝麻洗乾淨，放在豆漿機裡打碎。然後加點蜂蜜，調調口感，孩子就會愛喝。堅持喝上一段時間，孩子頭髮就會變得烏黑亮澤。

這個方子對我們成年人來說也是有用的，只不過沒有孩子用的效果那麼好。因為孩子是稚陰稚陽之體。意思是孩子在生長發育階段，生機是最旺的，所以這時候給孩子補，比大人效果更好。

頭髮像麥穗一樣纏在一起是什麼原因？

有這種頭髮的孩子多見於疳積，經常容易積食。現在，隨著生活條件的提高，這種情況真的很少見了。但是在我小時候，這樣的情況還滿常有的。有這種情況的孩子，可以去藥店買 5 公克牽牛子，炒一炒，研成末，讓孩子吞服。

吃了牽牛子粉之後可以通腸腹，把腸子裡的垃圾都排出去。而且牽牛子不只是一般的通便藥，還可以健脾消食。

少年白表示身體有什麼問題？怎麼治療？

頭髮異常，還有一種（少年白）。

這種情況多見於青少年，也是腎虛的表現，多見於遺傳性的。

如果父母腎虛，孩子就容易少年白。

從現代醫學講，為什麼有的人會得白斑症（Vitiligo，又稱白癜風），是因為黑色素脫失。我們的頭髮黑色素脫失，就會變成白髮。

這種黑色素是由下視丘腦下垂體分泌的，而下視丘腦下垂體的內分泌軸就相當於中醫的腎。所以，少年白需要透過補腎來治療，可以用黑芝麻、桑葚、地黃等來滋補。

我上大學時，有一位女同學就有非常嚴重的少年白，後來她開始吃一些補腎的中藥，當她大學畢業時，頭髮已經變得烏黑亮麗了。

但是要注意，這種少年白，可不是吃上幾服藥就變黑，需要長時間服藥。中醫怎麼說的？以百日為期，堅持吃下去，有時要吃三個一百天，有時是六個一百天，甚至是九個一百天。

我父親四十多歲時，我的爺爺和奶奶突然得了重病，我父親特別上心，十分焦慮，很快就兩鬢斑白。之後老人家相繼去世，等我父親從傷心中慢慢恢復過來後，他兩鬢又重新長出了黑髮。

像這種情況的人，需要健脾、安神，可以吃天王補心丹來調理。天王補心丹可用於失眠，補陰益血，對治療勞傷心神、勞傷心血導致的白髮很有效。

失精的男子和夢交的女子，容易出現斑禿

現在也有一些人，頭髮突然就掉一塊，這種情況叫作斑禿，又叫鬼剃頭。有些人在睡覺之前頭髮還是完好無損，睡了一覺，第二天早上起來發現，自己頭上掉了一塊頭髮，甚至一晚上頭髮全部掉光了。

很多人解釋不了頭髮去哪兒了？所以，一般人也稱這個病為鬼剃病，中醫則稱為油風。為什麼叫油風？

凡是出現鬼剃頭的人頭髮都特別油，而且掉得特別快，像風一樣，所以叫作油風。現在醫學叫斑禿，就像斑塊一樣一片一片地脫落。

我們現在逐漸發現，人體能量的四〇％損耗在思慮中。

現代醫學發現，我們的毛囊是受交感神經支配的，當一個人欲望特別大（壓力大）的時候，交感神經會感覺興奮，一興奮一收縮，毛囊就脫落了，這就是現代醫學對鬼剃頭的病基的解釋。

中醫說：「精神內守，病安從來，恬淡虛無，真氣從之」，這個社會上誰沒有壓力，小朋友也有壓力和欲念，他想吃那塊糖得不到，那也是欲念。每個人不可能不遇到事，但是遇到事的態度卻可以自己決定，心寬看庭前花開花落，望天上雲卷雲舒，這是我們可以做到的，所以不在乎事，而在於心。

養血潤燥，例如《外科正宗》的名方神效養真丹就是專門治療這種疾病的。

為什麼被鬼剃頭的人都叫失精家？

張仲景在《金匱要略》裡提出「夫失精家」，意思是被鬼剃頭的人都叫失精家。失精家的人就會頭髮脫落。

通常，失精的男子和夢交的女子，比較容易出現斑禿。

男性的失精多見於青春期的小男孩，他在性萌動的時候會手淫，過度手淫的結果之一就會導致頭髮脫落，毛囊收縮，形成斑禿。

對於斑禿，中醫是用什麼方法外治的呢？

用梅花針來治療，用梅花針堅持叩打脫髮或斑禿的位置一個月，並且要堅持叩出血來，可以生髮。其實這個方法在《外科正宗》和《醫宗金鑑》早記載了：「宜針砭其光亮之處，出紫血，毛髮庶可復生」，意思是說毛髮掉了，只要用梅花針叩打脫髮的位置，出紫血後，頭髮是可以再生長出來的。

08

看人中可以看出什麼問題？

看人中，可以看出一個人的腎功能和生殖功能如何

我在臨床中發現，如果一個人的人中很短，基本不到一橫指，這種人就容易不孕不育。

大家可以觀察一下，我們周圍只要是結婚好多年，沒有小孩的，是不是很多人中都很短。為什麼呢？因為人中反映了腎功能和生殖功能，《黃帝內經．靈樞》裡說：「面王以下者，膀胱子處也。」意思是，我們的鼻子在以前叫作面王，鼻子下反映的是膀胱（泌尿系統）和子處（生殖系統）的問題。

古人為什麼找對象時，要找人中又深又長的？

我大學三年級時，有一個老太太來找我看病，當時她一進門，我就跟她說：「你是不是膀胱有炎症，婦科也不好？」當時她驚呆了，說：「孩子你這麼年輕，怎麼看得這麼準，我就是來看泌尿系統

感染和陰道瘙癢的。」

當時我也被驚呆了，因為我只是隨口一說，沒想到被我說中了。

為什麼當時我斷定老太太有這些病呢？

因為在《黃帝內經》裡說「面王以下者，膀胱子處也」，這裡說的位置就是在我們鼻子尖的下面，也就是人中穴，它對應泌尿系統和生殖系統。而當時這個老太太人中穴的位置一直有一個像粉刺一樣紅腫的癤子，好久時間都沒好。

按照現代醫學來說，人中穴這裡是有皺紋的，皺紋只有活人才有，死人的皺紋是平的，因為我們的肌肉和軟組織受神經系統調控，例如面癱，當患者的神經功能喪失了，面部的皺紋就會被磨平而出現癱瘓。正常人也會出現這種情況，當神經遞質少了，皺紋就會變少，神經遞質越來越少，到完全衰竭的時候就沒有皺紋了。

我們的人中其實就是一個皺褶，腎上腺皮質分泌的激素，正好是交感神經的神經遞質，所以當一個人腎好的時候，他的神經遞質是正常的，人中的皺紋就非常深。隨著年齡增長，或是房事過度，腎氣越來越衰，神經遞質越來越少，人中就

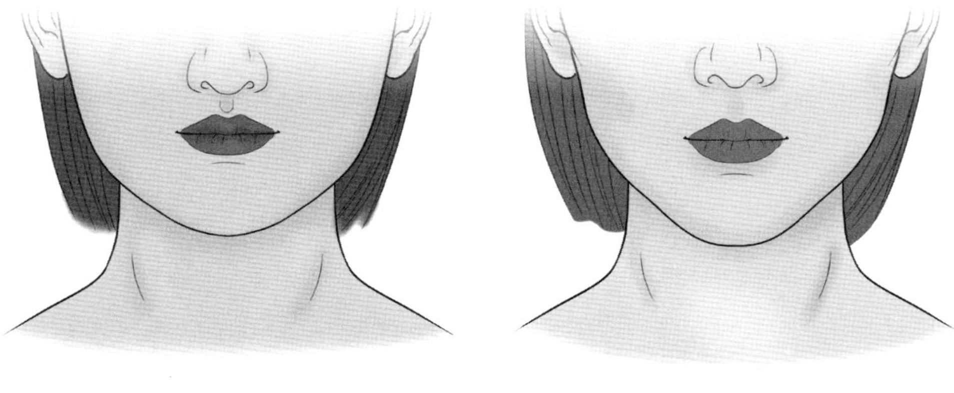

人中的長短反映了腎功能和生殖功能的好壞。

會越來越平。

仔細觀察，很多小朋友的人中很深，因為孩子元氣非常充足，又沒有多少消耗；還有很多少年少女，處於青春期，還沒有結婚，性激素很高，腎功能很好，所以人中會又長又深。

古時候，人們找對象的時候要看一看對方的人中，如果在最應該出現又長又深人中的青春期時候，人中卻又短又平，表示對方可能腎虛，不容易懷孕（如果非常嚴重，就不能懷孕）。

以前的婆婆找媳婦有很多標準，看似是封建迷信，其實有非常深的人生智慧和科學道理。

如果孩子人中比較短平怎麼辦？

有人問，如果發現孩子的人中比較短平，家長應該怎麼辦呢？

一旦發現孩子人中短平，要瞭解原因是什麼，是從小就是這樣，還是因為後天手淫過度、熬夜過度所致。如果是先天的，要靠後天補；如果是後天的不良習慣所致，只要糾正不良習慣，孩子慢慢就好了。

如果是先天不足後天補，該怎麼補呢？

首先，一定要加強體能鍛鍊；其次，可以在醫師的指導下服用六味地黃丸，六味地黃丸原本就是治療先天不足的小孩發育遲緩的。

09

看孩子頭的形狀，可以判斷是否先天腎虛

正常小孩子的頭我們都見過，但有些孩子頭偏大，例如動畫片《大頭兒子，小頭爸爸》（中國動畫片）裡的大頭兒子就有一個偏大的頭。

這樣的孩子雖然很可愛，但在現實中是有健康隱患的。記得我剛上臨床的時候，有一次出診看了一個大頭孩子，出完診之後，也跟孩子的父母拿了治療方案，但是我一出門他們就把孩子扔了。

這家人第一胎生了女孩，想要個男孩，終於如願以償，但是非常可惜，因為高燒一直不退，這個孩子的腦部出現了積水，所以就變成了大頭。

還有很多小孩在成長過程中，頭就像正方形一樣，而且一

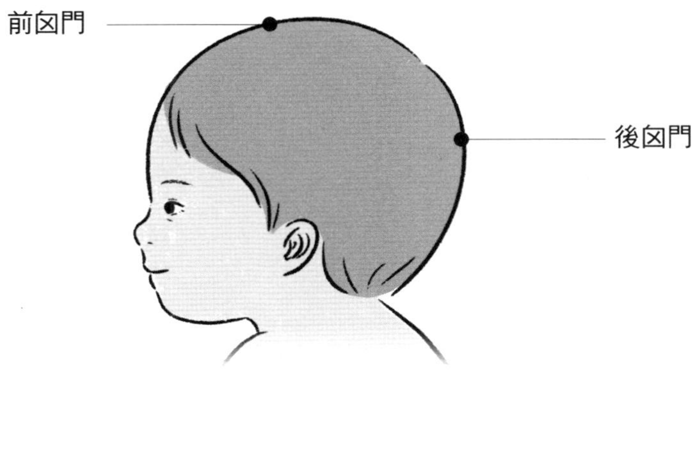

圈頭髮非常稀少，這種情況也是因為腎虛導致的。

這種情況在西醫經常被稱為缺鈣，鈣在中醫裡屬於腎的範疇，一個人如果腎虛，鈣會吸收不好。除了大頭孩子，還有小頭孩子——生下來頭就很小，因為囟門閉合了，說明大腦不會發育了，智商肯定會低，原因也是先天腎精不足。

一般來說，正常的小孩是一歲半左右關閉囟門，如果二歲孩子的前囟門仍然沒有閉合，就需要及時就醫了。

囟門有幾種病態：

第一種是囟填。囟門是隆起來的，像有什麼東西填進去了，一般是腦子病毒或細菌感染導致水汁液代謝異常，所以腦容物的水分會很多。

此時，我們給孩子做個腦部電腦斷層掃描，就會發現裡面的水太多了，一般要進行抗病毒或者是利水、抗細菌治療。

第二種病態是塌陷。這種是虛證。

第三種病態叫解顱，是因為囟門閉合太慢。前面說過，如果孩子超過二歲囟門仍然沒有閉合，這種情況也是因為腎虛，要趕快就醫。

10 牙不好的人，表示腎和脾胃有問題

容易長牙結石的人，有胃火或腎火

現在，很多人都有牙結石，牙結石嚴重者會導致牙周病，繼而引起牙齦出血、牙齦萎縮；而一旦牙齦萎縮，牙齒就會變長，慢慢整個牙齒會暴露出來，牙齒變長了——中醫叫作髓溢，最後牙齒會脫落。

牙結石反映了胃和腎的情況，容易長牙結石的人，證明有胃火或腎火，腎陽偏亢。我母親就是這樣，她胃火很大，腎陽也偏亢，所以特別容易牙結石。

《金匱要略》裡說：有些人「前板齒燥」——兩顆門牙比較乾燥，唾液比較少，原因就是腎陰虛，胃火太旺。

牙齒受唾液的滋養，而唾液中含有大量的性激素，所以很多年輕人的牙齒奶白奶白的，甚至像珍珠一樣，非常有光澤，這表示性激素正常，能滋養牙齒。當年齡變大，性激素降低了，牙齒就失去了

光澤。我們如果看到一個年輕人，牙齒沒有光澤，表示他可能腎虛；而一個老年人的牙齒（自然的牙齒）非常有光澤，這是長壽之相。

《黃帝內經》上說「髮墮齒槁」，就是指腎虛導致性激素低了，沒辦法濡養我們的牙齒，所以齒槁了。

牙結石跟我們生活的地域也有關係，例如山西的高平，都是黃土高坡，水質中含有大量的礦物質與氟，經常使用這些水就容易形成牙結石，所以很多中國北方的人都是黃牙，有牙結石。而在南方有牙結石的人相對比較少，當然南方的水中礦物質與氟少，所以中國南方的人牙齒不如北方人堅固，但是這跟牙結石沒有關係，只是因為水質太軟，不含氟。

現在已經有含氟牙膏，但含氟牙膏更適合南方人，而北方很多城市的水裡氟都是超標的，所以北方人不需要特別使用含氟牙膏。

氟可以堅固牙齒。我們除了用含氟牙膏，還有一種方法也可以補充氟——喝茶。因為茶裡含有氟元素，而氟能夠殺菌固齒。

固齒神方

《黃帝內經》說：「腎主骨，齒為骨餘」，腎和牙齒究竟有多麼密切的聯繫呢？

在臨床上我們經常發現，有一些人十二歲之後，乳齒脫落了，長出了伴隨一生的恆齒。但是有的人恆齒不全，可能長到四、五十歲了還有乳齒。

為什麼呢？原因就是腎太虛，恆齒長不出來。

我們的恆齒是有牙根的，牙根長在骨頭裡，而乳齒是浮在牙齦上的，很容易脫落。所以，女性三十五歲、男性四十歲之後，腎一虛一衰弱，乳齒就會脫落——在臨床上，一個人牙齒稀疏就是這種原因所致。

腎特別好的人，到老了也是一口好牙。

保護牙齒，除了要洗牙以外，補腎也是非常重要的固齒方法。

以下推薦一個補腎固齒小祕方。

固齒神方

配方：青鹽15公克，石膏15公克，補骨脂12公克，花椒4.5公克（去目），白芷4.5公克，南薄荷4.5公克，旱蓮草7.5公克，防風7.5公克，細辛4.5公克。

作法：將上述藥材打成細粉，密封備用。用的時候，先用日常牙膏刷牙至口腔充滿泡沫，再用牙刷蘸少許藥粉刷牙，最後漱口就可以了。

這個祕方對所有的口腔問題，包括牙齒和口瘡、口腔潰瘍等問題都非常有效。

前一段時間，我太太嘴裡長了兩個潰瘍，非常疼，把固齒神方灑在創面上，第二天早上起床就好了。效果就是這麼快。

中醫認為引起牙痛的原因有三種，實證就是風火牙痛、胃火牙痛，虛證就是腎虛牙痛。但用固齒神方治療牙痛不需要辨證，它適用於各種原因引起的牙痛。

這個祕方還可以作為日常護牙的保健品來使用，能免受牙痛之苦。我已經用了十多年，每天三次。如果是先天腎氣不足而長不出恆齒的情況，後天可以用補腎的藥補一下，在醫師的指導下服用。像六味地黃丸、黃精等補腎的藥平常都可以服用，當然見效最快的還是固齒神方。

為什麼這帖固齒神方能固齒？

因為方子裡有旱蓮草、補骨脂，這些全是補腎的藥，可以升高雄性激素和雌性激素，性激素可以讓口腔中的鈣沉積在牙齒上。

當一個人的牙齒經常出現毛病的時候，表示腎已經開始虛了。像很多人不敢咬硬的東西，或者突然發現自己的牙掉了一塊，這都是腎虛的表現。

每天叩齒三十六下，可輕鬆固齒補腎

在日常生活當中，除了使用固齒神方之外，還有一個很好的固齒辦法——叩齒。就是上牙跟下牙對齒，從後牙齒開始往前面叩，一般是叩三十六下。

11

嘴唇厚的人脾胃好：「口唇者，脾之官」

《黃帝內經．靈樞》裡說：「口唇者，脾之官。」意思是說，嘴唇反映了脾胃的功能。

我們仔細觀察，很多飯量大的人嘴唇都很厚，訥於言；而飯量少的人嘴唇很薄，但嘴皮子功夫很好。其實，嘴唇是一個血管網外面包了一層黏膜，可以反映機體的很多問題，不光是脾胃的問題。

我們經常看到有的小朋友嘴唇發紅，是因為他有內熱。通常這樣的小朋友大便較乾，大便不通，而這時，身上就容易出現炎症（發燒、咽喉腫痛、扁桃腺化膿等）。特別是扁桃腺化膿後，大部分西醫採取的處理方法是把扁桃腺摘掉，但中醫主要是幫助小朋友通大便，只要大便一通，小朋友的喉嚨自然就不發炎，也不容易感冒了。

反之，小朋友嘴唇發黃，表示脾虛，會有不愛吃飯、挑食、積食的現象。所以，小小的嘴唇不僅可以反映脾胃的問題，還可以反映心臟問題。

因為我們的嘴唇是一個血管網，如果嘴唇的顏色有問題，就說明心血管有問題了。如果嘴唇的顏色沒有問題，就證明血管很通暢。

所以，一旦發現自己的嘴唇發黑、發紫，就表示血液循環慢了，處於高凝血狀態。

一個嘴唇發紫的人，會經常出現胸悶、身體疼痛的情況，中醫稱這種人為瘀血體質。

中醫的唇診可以調理很多疾病，例如，嘴唇發黑、發紫時，用針刺嘴唇可以健脾、活血。

《黃帝內經》裡還講：「脾病者，唇黃。」脾臟有了病，口唇就會發黃。

生活中，我們仔細觀察，會發現很多人的嘴唇四周發黃，甚至有的人皮膚跟黏膜交界的這一圈發黃——一看就是脾虛。

什麼是脾虛？脾虛是中醫的名詞，西醫的說法就是有消化道疾病。

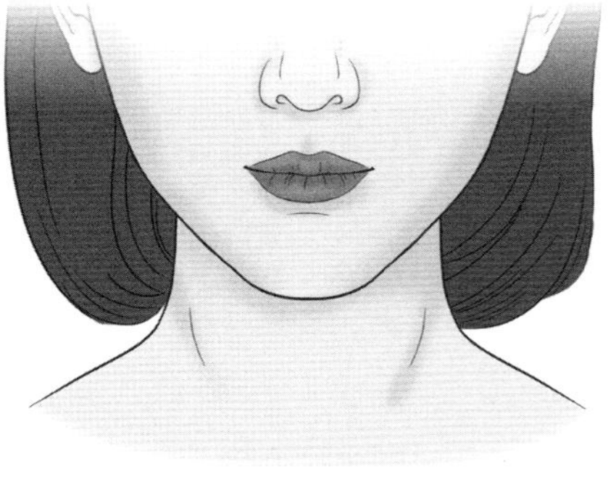

正常唇色。

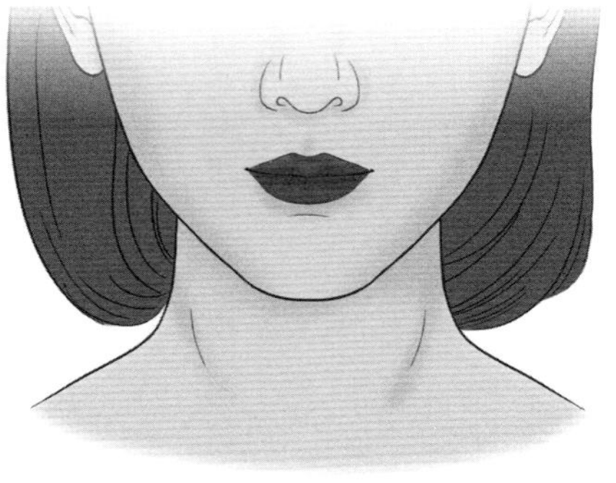

嘴唇發紫，是血液循環慢。

延伸閱讀

脾虛之人的嘴唇容易爆皮

很多人的嘴唇非常容易爆皮，這是什麼原因呢？表示黏膜功能減退了。人體的黏膜跟皮膚一樣，是一張整體的黏膜。從嘴唇（黏膜的上口）開始，往裡走是口腔黏膜、食道、消化道黏膜，最後到肛門。

而黏膜出問題就是脾胃的問題。脾虛的人口唇容易爆皮，這樣的人在平時生活中要注意補脾。

12 看舌頭，可以瞭解心臟的功能，「舌者，心之官也」

《黃帝內經．靈樞》裡說：「舌者，心之官也。」意思是，舌頭可以反映心的功能。我們常說巧舌如簧、心靈則舌巧，所以一個人主意越多，舌頭越靈活（越會說話）；一個人越笨（比較直來直去），舌頭也比較笨（不會說話）。

這個是可以練出來的。而中醫則可以扎舌頭來調治，像治療腦出血、腦中風的失語，就是在舌頭上針灸。這通常會有一定療效。因為人的語言中樞一旦壞死，是不可逆的，只能透過興奮它的方式讓一部分來代償，療效會比其他方法要好。

按照西醫的解釋，失言神經屬於腦神經，散佈在舌體上，當刺激舌頭時，神經的回饋會到達腦，它只作用在語言中樞與大腦皮層，所以用扎舌頭的方法治療腦性疾病效果比較突出。

《黃帝內經》裡又說：「心病者，舌卷短，顴赤。」這句話是什麼意思呢？

這裡的「舌卷短」不是舌繫帶短。我們的舌頭前面有一個尖，如果一個人心功能不好，這個尖就會縮回去（舌尖是心與腦的反射區，心功能長期不好，舌尖的肌肉會萎縮，望診看到的就是舌尖凹陷進去了），這就叫舌卷短。我在臨床上經常看到這樣的人，輕者是心功能不好，重者是心腎功能都不好。

舌卷短，中醫稱這種舌象為蘋果舌，它很像蘋果，兩頭是凹的。一看到這種舌象，我就會問患者「你是不是平常容易胸悶氣短呀？」，或者「你是不是經常腰疼呀？」……很多人都說：「醫師，你太神了，你怎麼知道的？」這就是《黃帝內經》總結的中醫的智慧。

心臟有問題的人還有一個特徵，叫作二尖瓣面容——兩個顴骨會犯紅，像猴屁股一樣。

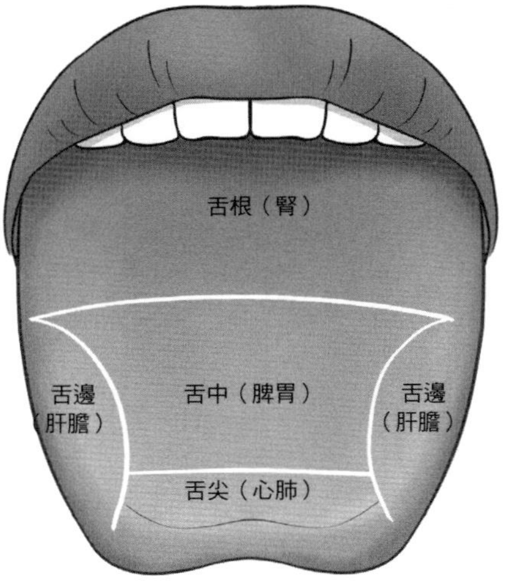

舌卷短

13

看咽喉能看出身體什麼問題？

咽喉處有十條經絡通過，更是我們的免疫器官

有個成語「咽喉要道」，為什麼咽喉這麼重要呢？

第一，它是連接身體外和內的唯一通道；第二，在我們人體奇經八脈裡和十二正經中，除了帶脈不過咽喉，除了膀胱經和心包經不直接過咽喉，剩下的十條經絡都通過咽喉。

臨床上有一些名醫，往往看一眼患者的咽喉，就開方了。例如孟河醫派的傳人，只要一看到患者的咽喉部出現紅腫，就能判斷出他的病一定不是在少陽就是少陰。而少陽和少陰很好區別，一搭脈，一看面色、舌象就分辨出來了。

這個方法的準確率非常高，所以很多人會了一個絕活，甚至可以用一輩子。

例如柴胡派，用小柴胡湯治了一輩子病；還有一些中醫，開逍遙散開了一輩子，發現逍遙散有一〇八種變化；還有的一輩子就開一個處方——麻黃附子細辛湯，因為他們醫術精湛，救人無數，實至

名歸，最後都成為國家級知名老中醫。

這些大師之所以能有所成就，是因為他們都把握了處方或是疾病的共性。例如孟河醫派的傳人，就領悟了「一陰一陽結，謂之喉痹」的調治理念，所以只要是符合「喉痹」特點的，開完藥之後就效如桴鼓。

從西醫來講，我們的咽喉部上面是腺樣體，兩邊是扁桃腺，下邊是舌下淋巴結，和咽喉的淋巴結及頜下淋巴結形成了一個閉環，我們常叫它為咽淋巴環。咽淋巴環是人體的自身免疫器官，如果這個免疫器官被活化，就會出現很多病，例如我小時候經常發燒，也沒什麼大病，可是喉嚨一痛就發燒，一發燒必會喉嚨痛。

等長大後我學了中醫才知道，其實「喉嚨一痛就發燒，一發燒必會喉嚨痛」這種病就是正邪效症（指人體的免疫系統與致病因數的戰鬥），表現為發熱、咽喉腫痛——也就是西醫的病毒性感冒、扁桃腺炎，其實這種情況，臨床上在很多小朋友身上都非常常見。

而且臨床上小朋友反覆的淋巴結發炎以後，很多人都選擇以手術摘除淋巴結，切了之後就再也不會因為扁桃腺化膿而出現發熱了，但是也因此少了一個免疫器官。

中醫孟河一派治扁桃腺發炎、化膿的絕活是什麼呢？不需要切除，用黃芩湯、小柴胡湯或甘草湯、桔梗湯就可以治好。

這類疾病比較常見，反覆的有扁桃腺化膿、腺樣體肥大，嚴重的會引發心肌炎和腎炎。

為什麼喉嚨痛會引起這麼多疾病呢？

有人問，為什麼喉嚨痛會引起這麼多疾病呢？

西醫認為，有一種細菌叫鏈球菌，鏈球菌感染了咽喉部之後會化膿，而且鏈球菌除了侵犯扁桃腺，還侵犯心肌和腎，所以如果感冒後沒有及時採取措施清除鏈球菌，它就會往心臟侵犯，發展成心肌炎或腎炎。很多腎病怎麼得的，就是因為感冒導致的，甚至有的人得了腎炎，最後變成了尿毒症。

中醫是怎麼判斷的呢？中國腫瘤科專家吳雄志教授叫這種病為「伏邪」，《黃帝內經》和《傷寒論》上都有提到。

什麼是伏邪？就是潛伏在體內的一種邪氣，反覆發作。用藥就會減輕，停藥或吃辛辣的食物，這個病又會復發。例如，腎炎、心肌炎、膽囊炎、一些病毒感染等疾病，其實都是伏邪。

如果有咽喉部的問題，平時要少說話、少吃辛辣，可以多嚥唾液——道家叫作吞津，可以用黃芩、甘草、桔梗這些藥物泡茶……

扁桃腺發炎時，可以用膨大海泡水來調理。

一位朋友曾跟我講過一個故事，說他小時候出現喉嚨痛，他的奶奶會去買甘草泡一杯，喝了之後喉嚨就好了。其實這個方法非常高明，這是張仲景《傷寒論》裡的方法。

張仲景告訴我們，只要出現咽喉痛就用甘草湯。其中的甘草就相當於激素，它具有消炎、止痛的作用，包括我現在在臨床上治療咽喉止痛，都特別喜歡用這種辦法。

14 奇人奇貌，身上都會有普通人沒有的東西

當一個人性格猶豫不決，肯定是膽氣不足

前幾年有一部很紅的電視劇《宰相劉羅鍋》，裡面的劉羅鍋是駝背。很多人都說駝背的人非常聰明，是不是這樣呢？

駝背分兩種，第一種像劉羅鍋一樣，屬於先天的畸形；還有一種是後天形成的，這種人生下來的時候是正常人，後因各種原因慢慢駝背了。

這兩種情況要分開來看，像宰相劉羅鍋這種先天的駝背，在傳統文化裡叫作奇人奇貌。凡是有奇貌的人，一般身上都會有一種特性，是普通人所不具備的。所以容易劍走偏鋒，要麼特別成才，要麼特別不成才。這個「奇」，指的是他跟普通人不一樣。

還有一些人先天是正常的，可是後天駝背了。

從中醫望診的角度來說，頸椎主要有兩個肌群，一個是頸椎後側的太陽經筋肌群，負責把頭部跟

胸部往後拉；另一個少陽經筋肌，在我們頸椎兩側，有胸鎖乳突肌和斜角肌，負責把胸部往前拉。

所以，當一個人性格猶豫不決，肯定是膽氣不生，少陽伸縮肌之氣不足，導致少陽經筋收縮痙攣，由此把頭部、頸部、胸部往前拉，慢慢人就駝背了。

除了先天駝背的人，我們在臨床上一看到駝背的人，就知道他的病在少陽經筋，這種人體內少陽生發之氣不足，宗氣不足，性格懦弱，遇事猶豫不決，做事拖拉。

中醫認為，宗氣「貫心脈而行氣血」，也就是說，宗氣在體內運行的時候，首先在消化系統運動，再往下分別通過肝臟、胃部、腸道、脾臟，這樣可以起到促進消化的作用；另外，當它在這些臟器運動的時候還可以擴張動脈、靜脈，促進全身血液循環。

所有的功法都需要含胸拔背

很多人不明白什麼叫含胸拔背，不是挺胸太過，就是不及，變得點頭哈腰了。

什麼叫含胸拔背？就像有一條線，提著你的百會穴就能把你提起來。而百會在哪兒？正好在我們頭頂的旋中，所以當你想像有一條線攥吊著你頭頂的旋，把你提起來的時候，你的下巴自然會內含，這叫含胸；而脊柱自然地正直，這叫拔背。

要知道，含胸拔背才是一個人最中正的狀態。中正是我們一直追求的標準和目標。

宗氣來源於哪裡？源於我們的先天腎氣、後天脾胃之氣和從自然界呼入的清氣。

人老了之後，腎氣會衰弱，消化功能減退，肺活量也減少，這三種氣全少了，慢慢地宗氣就少了。

宗氣一少人就會駝背，所以我們說老年人駝背叫作腎氣衰、脾氣衰、肺氣衰。駝背仍然是望診判斷老年人身體健康與否的一個標準。

15

鬼扭青真的是遇見鬼了嗎？

「鬼扭青」其實是血小板異常

在臨床上，我們偶爾可以看見一些人，腿沒有碰撞到，但莫名其妙會青一塊，這是怎麼回事？一般人稱這種情況叫作鬼扭青，很多人發現自己睡了一覺，第二天早上一起來，大腿、小腿、肚子上或胳膊上突然青了一塊，就像被人扭傷了一樣，可是睡覺時沒有碰著，也沒有夢遊，也沒有跌倒，不知道怎麼青的，大家都不明其理，就像傳說中晚上被鬼扭了一下，故名鬼扭青。

從醫學的角度來看，這是血小板的凝血功能不好，血液從血管破裂出來，出到了皮下，就形成了淤青。

為什麼會皮下出血呢？因為血小板異常。

「鬼扭青」暗示著身體有什麼問題呢？

鬼扭青的情況可大可小，分為三種：

第一種屬於比較輕的，偶爾出現，常見於女性月經前後，由於雌激素的變化導致——女性月經之後雌激素降低，月經過後會慢慢升高，雌激素升高就容易出現皮下出血，這是正常的生理改變。這種情況不需要治療，月經過去之後就好了。

第二種是需要治療的，屬於雌激素代謝障礙，常見於一些肝病，例如 B 型肝炎、肝功能異常、肝硬化、肝癌，這種情況導致的皮下瘀血需要積極地治療。

在臨床上還有一些少見的病也會出現「鬼扭青」，這些病都比第一種情況要重，例如骨髓腫瘤，骨髓造血功能不良。血小板是在骨髓當中生成的，如果出現了血液系統的腫瘤，也就是血小板生成得太少了，就容易出血。再例如肝硬化之後，會導致脾功能亢進，脾會越來越大，開始破壞血小板，血小板被破壞多了，也容易出血。

第三種情況可大可小，是免疫系統攻擊血小板，把血小板破壞了，導致血小板數量低了，最常見的就是過敏性紫斑。

如果我們身上出現了「鬼扭青」，偶爾出現的是最輕的，大多跟月經有關；如果是經常出現，就需要去正規醫院有系統地檢查，看看到底是骨髓的問題、肝的問題，還是免疫系統的問題，都排除之後才能放心。

出現了「鬼扭青」怎麼辦？

首先，要明確診斷是什麼原因。骨腫瘤有治骨腫瘤的辦法，肝病有治肝的辦法，免疫系統有調節免疫系統的辦法。

如果是肝病，預防的辦法是打 B 型肝炎疫苗，遠離酒精。如果是普通的、最輕的血管破裂，那要保護血管，預防出血，最簡單的辦法就是平常拿槐花、菊花、荊芥這三味藥當茶喝就可以了。

大家一定要意識到，鬼扭青是外在的表像，這表示身體出現了某些疾病。我們要學會見微知著，透過外在的表現，瞭解自己身體的問題。

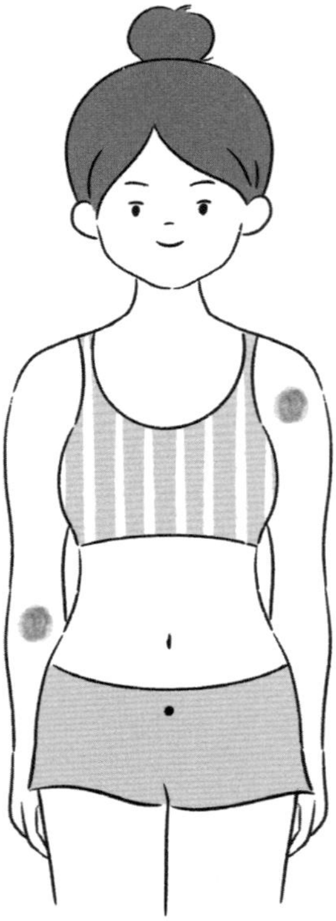

沒磕沒碰，身上莫名其妙有一塊、是血小板異常。

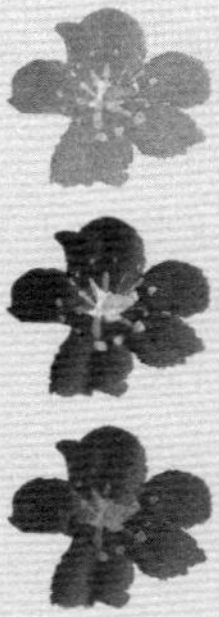